Islam Omer

Complicações precoces e tardias da cirurgia de extrofia da bexiga no Sudão

Islam Omer

Complicações precoces e tardias da cirurgia de extrofia da bexiga no Sudão

ScienciaScripts

Imprint

Any brand names and product names mentioned in this book are subject to trademark, brand or patent protection and are trademarks or registered trademarks of their respective holders. The use of brand names, product names, common names, trade names, product descriptions etc. even without a particular marking in this work is in no way to be construed to mean that such names may be regarded as unrestricted in respect of trademark and brand protection legislation and could thus be used by anyone.

Cover image: www.ingimage.com

This book is a translation from the original published under ISBN 978-3-659-12490-7.

Publisher:
Sciencia Scripts
is a trademark of
Dodo Books Indian Ocean Ltd. and OmniScriptum S.R.L publishing group

120 High Road, East Finchley, London, N2 9ED, United Kingdom
Str. Armeneasca 28/1, office 1, Chisinau MD-2012, Republic of Moldova, Europe
Printed at: see last page
ISBN: 978-620-8-35663-7

ÍNDICE

Dedicação

Para

A alma do meu pai por me ter conduzido à vida intelectual.

*A minha família por fazer tudo valer
a pena*

Qualquer pessoa que me apoie no meu caminho

Agradecimentos

Omer al amain, que me encorajou a avançar com a minha tese, e estou-lhe profundamente grato pela sua amável ajuda e apoio com uma supervisão meticulosa em todas as etapas desta tese, apesar do seu tempo ocupado e da sua carga de trabalho e responsabilidades.

Estou profundamente grato ao meu co-supervisor, Sr. Tahir Bagadi, cuja ajuda, estímulos, sugestões e encorajamentos me ajudaram e me deram informações básicas que tornaram a minha pedra sólida para o trabalho futuro.

Os meus antigos colegas do Departamento de Cirurgia Pediátrica, Prof. Omer al amain, que me ajudaram no meu trabalho de investigação. Quero agradecer-lhes por toda a sua ajuda, apoio, interesse e objectos de valor.

Em particular, gostaria de agradecer especialmente ao Sr. Tarig Hassan Hag Ali, que me deu muita ajuda e orientação nesta tese.

Quero também agradecer a todos os que me ajudaram na análise dos dados, na dactilografia ou que me ajudaram de alguma forma na realização desta investigação.

RESUMO

<u>**Antecedentes:**</u>

A extrofia da bexiga é uma anomalia não letal muito grave e os problemas práticos enfrentados pelo doente e pelos médicos são enormes. De um modo geral, há muito que se tentam duas técnicas cirúrgicas principais, a reconstrução e o desvio da bexiga. No entanto, a melhor pergunta sobre a opção continua a ser controversa em todo o mundo e ainda mais para os doentes sudaneses.

<u>**Objectivos:**</u>

Identificar as complicações precoces e tardias da cirurgia de extrofia da bexiga efectuada no Sudão.

<u>**Doente e métodos:**</u>

Trata-se de um estudo descritivo, retrospetivo e prospetivo, de pequena escala, realizado no Hospital Universitário de Ribat, numa unidade de cirurgia pediátrica, no período de janeiro de 2006 a junho de 2012. Os dados foram recolhidos através de uma folha de dados pré-concebida e analisados com recurso ao software SPSS versão 20.

<u>**Resultados:**</u>

Quarenta pacientes foram observados neste estudo, metade dos quais (50%) foram estudados retrospetivamente e os restantes (50%) foram seguidos desde janeiro de 2010 prospectivamente, com uma taxa de homens e mulheres de 3-2, respetivamente. 65% deles foram observados no período neonatal e no primeiro ano. 60% eram provenientes da região central do Sudão e 72,5% residiam também na região central do Sudão.

Nos doentes submetidos a reconstrução primária, 13% têm deiscência da ferida e 33% no grupo submetido a reconstrução primária seguida de desvio e 18,2% têm infeção da ferida no primeiro grupo e ninguém tem infeção da ferida no outro grupo. 54,5% têm incontinência urinária total no primeiro grupo e 100% no outro grupo. 50% têm refluxo vesico-ureteral no primeiro grupo e 16,7% no outro grupo. E ambos os grupos não apresentam hidronefrose. 50% têm cálculos no primeiro grupo e 83,3% no segundo grupo. ITU recorrente em 63,6% dos que têm primário e 16,7% no outro grupo. Outras complicações ocorreram nos doentes com reconstrução primária: 3,5% apresentaram aderência intestinal, impactação do cálculo no orifício externo, abcesso perinefrético, deslizamento do stent ureteral, estenose uretral, fístula vesical e fístula vesical com pólipo.

Nos doentes com desvio isolado (8 doentes), 7% têm fuga e sépsis e infeção da ferida. Todos eles estavam secos (100%).85,7% conseguem esvaziar e defecar separadamente.Evidência de ITU neste grupo 14,3%. Apenas 4 doentes com desvio só têm UIV pós-operatória, destes não há evidência de estenose ureteral, 25% têm calibre ureteral dilatado, 25% têm sistema calicseal dilatado, 25% têm cálculo renal. E todos eles têm uma função renal normal. E nenhum doente tem hiperclorémia. Outras complicações 7% têm obstrução intestinal adesiva, pielonefrite e deslizamento do stent ureteral.

Estudo prospetivo seguido em (11) pacientes submetidos a reconstrução primária em comparação com (8) pacientes submetidos a desvio, em pacientes com reconstrução primária todos eles têm função renal normal, 90,9% eram totalmente incontinentes para urina, 81,8% têm evidência de ITU recorrente, 36,4% têm refluxo vesico-ureteral, 27.No grupo de desvio, todos eles apresentam boa continência urinária, podem esvaziar e defecar separadamente, 37,5% têm evidência de infeção da ferida e 25% têm evidência clínica de ITU. E naqueles com IVU pós-diversão (2), ambos têm função renal normal e nenhum tem ureter dilatado, calibre ureteral dilatado, sistema calicinal dilatado e evidência de pedra. Também ninguém tem hiperclorémia.

Conclusão:

Sessenta e dois por cento foram submetidos a reconstrução primária, 22% a desvio e 16% a reconstrução primária seguida de desvio. As complicações precoces encontradas foram 13% de deiscência da ferida e 18,2% de infeção da ferida nos que foram submetidos a reconstrução primária. E 27,3% e 18,2%, respetivamente, nos que foram seguidos prospectivamente. As complicações tardias revelaram que as ITU recorrentes representam 63,6% na reconstrução primária e 14,3% no grupo de desvio. E 81,8% e 25%, respetivamente, nos que foram seguidos prospectivamente. A continência é atingida em 100% no grupo de desvio, em comparação com 45% no grupo de reconstrução primária e 9,1% no grupo de reconstrução primária seguido prospectivamente.

Abreviatura

BNR.....................Bladder Neck Reconstruction.

R.T.I......................Respiratory Tract Infection.

U.T.I.....................Urinary Tract Infection.

S.U.H....................Soba University Hospital.

U/S......................Ultrasound.

Capítulo 1

INTRODUÇÃO E REVISÃO DA LITERATURA

Introdução

A extrofia da bexiga é uma anomalia não letal muito grave e os problemas práticos que o doente e o clínico enfrentam são enormes. Estes factos levaram à aplicação de um conjunto desconcertante de técnicas cirúrgicas à extrofia. De um modo geral, há muito que se tentam duas técnicas cirúrgicas principais, a reconstrução e o desvio da bexiga. No entanto, a melhor pergunta sobre a opção continua a ser controversa em todo o mundo e ainda mais para os doentes sudaneses.

No Sudão, o tratamento de doentes com extrofia da bexiga começou no Hospital Universitário de Soba e agora começou noutros centros de cirurgia pediátrica como o Ribatcentre para cirurgia pediátrica no Hospital Universitário de Ribat.

Não há nenhum estudo adequado sobre este tópico feito no Sudão recentemente, exceto um estudo feito pelo Dr. Suliman Hassan Adam (outubro de 2002) no SUH, e ele fez um trabalho muito bom para este tópico. Espero que este estudo seja a conclusão do seu percurso.

Revisão da literatura

Secção (1):

1. Anatomia:

A bexiga urinária é um órgão muscular oco que serve para armazenar e evacuar a urina. É constituída por duas partes principais: o corpo, que é a parte principal que armazena a urina, e o colo, que é a continuação em forma de funil do corpo que se liga à uretra. [1]

Na infância, a pélvis é relativamente pequena e a bexiga tem uma localização intra-abdominal. Os ureteres entram na bexiga posteriolateralmente de forma oblíqua e abrem-se nas extremidades da crista entereureteral 2,5 cm por parte. O trígono ocupa a área entre a crista intereureteral e o colo da bexiga. O trajeto oblíquo dos ureteres na parede da bexiga é importante para evitar o refluxo vesicoureteral. O esfíncter interno no colo da bexiga não é um verdadeiro esfíncter circular, mas é formado pelo músculo detrusor convergente na sua continuação para a musculatura uretral. O colo da bexiga funde-se com a próstata nos homens; nas mulheres, encontra-se diretamente sobre a fáscia pélvica que rodeia a uretra curta. [1]

A mucosa da bexiga é revestida por epitélio de transição que se encontra sobre a lâmina própria. O músculo liso da bexiga "o músculo detrusor" é composto por feixes entrelaçados sem camadas distintas, exceto no trígono onde a parede muscular tem duas camadas distintas, uma superficial que se funde com a musculatura ureteral e uma camada profunda indistinguível do músculo detrusor[1]

As fibras parassimpáticas eferentes do 2º ao 4º segmentos sacrais acompanham as artérias vesicais até à bexiga. Elas são motoras para o detrusor e inibitórias para o esfíncter interno.

As fibras simpáticas dos segmentos L1 e L2 e, provavelmente, de T12 são referidas ao esfíncter interno, embora a sua função seja principalmente vasomotora. O enchimento e o esvaziamento normais da bexiga são controlados principalmente pela inervação parassimpática. [2]

A uretra masculina tem cerca de 20 cm de comprimento e está dividida em partes prostática, membranosa e esponjosa. A uretra prostática tem 3 cm de comprimento, atravessa a próstata e apresenta uma elevação longitudinal na sua parede posterior denominada crista uretral. De cada lado da crista prostática encontra-se o seio prostático, no qual se esvaziam 15-20 ductos prostáticos. No meio da crista uretral prostática existe uma proeminência denominada colículo seminal (verumontanum), na qual se abre o utrículo prostático. De cada lado da abertura do utrículo prostático abrem-se os ductos ejaculatórios, formados pela união do ducto da vesícula seminal e da parte terminal do canal deferente. A uretra membranosa tem 2 cm de comprimento e é circundada pelo esfíncter externo (o esfíncter voluntário da bexiga) e pela membrana fascial perineal que cobre a parte superficial do esfíncter. A uretra bulbar tem 15 cm de comprimento e atravessa o corpo esponjoso do pénis. Passa primeiro para cima e para a frente, situando-se abaixo da sínfise púbica e, quando em estado flácido, inclina-se para baixo e para a frente. [1.2]

2.   Embriologia:

Bexiga e uretra:

Durante a quarta a sétima semanas de desenvolvimento, a cloaca divide-se em seio urogenital, anteriormente, e canal anal, posteriormente. O septo urectal é uma camada de mesoderme entre o canal anal primitivo e o seio urogenital. A ponta do septo formará o corpo prineal. Podem distinguir-se três porções do seio urogenital: a parte superior e maior é a bexiga urinária. Inicialmente, a bexiga é contínua com o alantoide, mas quando o lúmen do alantoide é obliterado, um cordão fibroso espesso, o úraco, permanece e liga o ápice da bexiga ao umbigo. No adulto, é conhecido como ligamento umbilical mediano.

A parte seguinte, a parte pélvica do seio urogenital, dá origem às partes prostática e membranosa da uretra. A última parte é a parte fálica do seio urogenital. É consideravelmente achatada de lado a lado e, à medida que o tubérculo genital cresce, esta parte do seio será puxada ventralmente; e o seu desenvolvimento posterior será diferente consoante o sexo .[3]

Durante a diferenciação da cloaca, as porções caudais dos ductos mesonéfricos são absorvidas pela parede da bexiga urinária. Consequentemente, os ureteres, que inicialmente se desenvolvem a partir dos ductos mesonéfricos, entram na bexiga separadamente. Como resultado da subida dos rins, os orifícios dos ureteres deslocam-se mais cranialmente; os orifícios dos ductos mesonéfricos aproximam-se para entrar na uretra prostática e, no homem, tornam-se os ductos ejaculatórios. Uma vez que tanto os ductos mesonéfricos como os ureteres têm origem na mesoderme, a mucosa da bexiga formada pela incorporação dos ductos (o trígono da bexiga) também é mesodérmica. Com o tempo, o revestimento mesodérmico do trígono é substituído por epitélio endodérmico, de modo que, finalmente, o interior da bexiga é completamente revestido por epitélio endodérmico. O epitélio da uretra em ambos os sexos tem origem na endoderme; o tecido conjuntivo circundante e o tecido muscular liso derivam da mesoderme esplâncnica. No final do terceiro mês, o epitélio da uretra prostática começa a proliferar e forma uma série de brotos que penetram no mesonquima circundante. No homem, estes botões formam a glândula prostática. Na mulher, a parte cranial da uretra dá origem à uretra e às glândulas para-uretrais. [3,4]

- Os órgãos genitais externos:

Na terceira semana de desenvolvimento, as células do mesênquima originárias da região da estria primitiva migram em torno da membrana cloacal para formar um par de pregas cloacais ligeiramente elevadas. Cranialmente à membrana cloacal, as pregas unem-se para formar o tubérculo genital. Caudalmente, as três pregas subdividem-se em pregas uretrais, anteriormente, e pregas anais, posteriormente. Entretanto, um outro par de elevações, as tumefacções genitais, torna-se visível de cada lado das pregas da uretra. Estas tumefacções formam mais tarde as tumefacções escrotais no homem e os grandes lábios na mulher. No final da sexta semana, no entanto, é impossível distinguir entre os dois sexos. O desenvolvimento dos órgãos genitais externos no homem ocorre sob a influência de androgénios segregados pelos testículos fetais e caracteriza-se por um rápido alongamento do tubérculo genital, atualmente designado por falo. Durante este alongamento, o falo puxa as paredes da uretra para o sulco uretral. Este sulco estende-se ao longo do aspeto caudal do falo alongado, mas não atinge a parte mais distal, a glande. O revestimento epitelial do sulco, que se origina na endoderme, forma a placa uretral. No final do terceiro mês, as duas pregas uretrais fecham-se sobre a placa uretral, formando a uretra peniana. Este canal não se estende até a ponta do falo. A porção mais distal da uretra forma-se durante o quarto mês, quando as células ectodérmicas da ponta da glande penetram para o interior e formam um curto cordão epitelial, quando este adquire uma luminosidade forma-se o meato uretral externo. As tumefacções genitais, conhecidas no homem como tumefação escrotal, surgem na região inguinal. Com o desenvolvimento posterior, deslocam-se caudalmente e formam metade do escroto. As duas metades são separadas pelo septo escrotal. [3,4]

3. Função da bexiga e fisiologia da micção:

A micção é o processo pelo qual a bexiga urinária se esvazia quando está cheia. Envolve duas etapas principais:

- ***Enchimento***: os ureteres contêm nas suas paredes músculo liso disposto em bandas espirais, longitudinais e circulares, sem movimentos distintos por minuto, que transportam a urina da pélvis renal para a bexiga, onde entra em jactos sincronizados com as ondas peristálticas. A passagem oblíqua dos ureteres através da bexiga mantém os ureteres fechados, exceto durante as ondas peristálticas, e impede o refluxo da urina da bexiga. A urina entra na bexiga sem produzir muita tensão intravesical até que o vesicus esteja bem cheio. O tónus normal do esfíncter interno mantém o colo da bexiga e a uretra posterior vazios de urina até se iniciar a micção.[5]

- ***Esvaziamento:*** durante a micção, os músculos perineais e o esfíncter uretral externo estão relaxados; o músculo detrusor contrai-se e a urina sai pela uretra. Acredita-se que o principal papel do esfíncter interno, fornecido por fibras alfa-adrenérgicas, seja a prevenção do refluxo do sémen para a bexiga durante a ejaculação. Os músculos do períneo e o esfíncter externo podem ser contraídos voluntariamente, impedindo a passagem da urina para a bexiga. Os adultos aprendem a manter o esfíncter externo no estado contraído e são capazes de retardar a micção até à oportunidade adequada para urinar. A micção é basicamente um reflexo espinal integrado nos segmentos sacrais (S2- S4). As fibras aferentes dos nervos pélvicos são estimuladas pelo estiramento e as fibras parassimpáticas eferentes medeiam a contração do músculo detrusor e relaxam o colo da bexiga. O fornecimento simpático desempenha o seu papel ao contrair o trígono. O limiar para o esvaziamento reflexo (400 - 500 ml) é ajustado por centros facilitadores e inibidores no cérebro. Normalmente, toda a urina da bexiga é esvaziada e raramente restam mais de 5-10 ml de urina. A uretra feminina esvazia-se por gravidade. A uretra masculina esvazia-se através de contracções reflexas do músculo bulbospongioideu.[5.6]

4. Caraterísticas clinicopatológicas da extrofia da bexiga:

- ## Definição:

A extrofia da bexiga é um defeito ventral completo do seio urogenital e do sistema esquelético subjacente. O complexo clássico de extrofia-epispádio representa a manifestação mais comum de uma série de anomalias em que se verifica uma falha na fusão da linha média das estruturas mesodérmicas na parede abdominal infra-umbilical, envolvendo a bexiga e a uretra, os tubérculos genitais e os púbis. A gravidade varia desde uma simples fístula vesicocutânea ou epispádio simples até à extrofia completa da cloaca, envolvendo a exposição de todo o intestino posterior e da bexiga.[7]

• Etiologia (factores embriológicos):

Não invasão da extensão alantóica da membrana cloacal pelo mesoderma das estrias primitivas, de modo que o ectoderma e o endoderma permanecem anormalmente em contacto no abdómen inferior em desenvolvimento, tal como acontece na membrana cloacal.

A ausência de mesoderme interveniente produz um estado instável na membrana cloacal infra-umbilical, seguido da sua desintegração, deixando as vísceras pélvicas abertas sobre a superfície abdominal.

Efeito de cunha da parede anormal da membrana cloacal; é responsável pela separação do púbis, pela presença de uma linha alba larga cranialmente à bexiga extrovertida e, em casos graves, pela exomphalus com extrofia. O falo duplo ou a duplicação do trato genital feminino também resultam deste efeito de cunha que provoca a falha da fusão dos tubérculos genitais e dos ductos mullerianos.

A extensão da expansão alantóica da membrana cloacal e o momento da rutura da membrana na vida embrionária determinam a natureza da extrofia que resultará da seguinte forma

A rutura da membrana cloacal extensa no estádio de desenvolvimento de 16 mm produz o complexo clássico de exstrophyepispadius.

A rutura de uma membrana limitada à zona púbica leva ao desenvolvimento de

epispadius sem extrofia.

Se apenas a membrana cloacal não for convidada pelo mesoderma, a sua rutura leva à ocorrência da fissura vesical superior.

A deiscência precoce da membrana cloacal antes da formação do septo urectal no estádio de desenvolvimento de 5 mm leva à formação de extrofia da cloaca (fissura vesico-intestinal).

A extrofia duplicada pode resultar da fusão secundária dos tecidos mesodérmicos após o desenvolvimento da extrofia (rutura da membrana).[8]

• Epidemiologia:

Entre os europeus, estima-se que a prevalência da E seja de 2,4 por 100.000,[9][10] . A proporção entre os sexos (masculino e feminino) é normalmente de 2:1 e o risco de recorrência na família é de 100, e os filhos de pais com extrofia têm uma hipótese em 70 de ter o defeito. Um estudo baseado em dados de dez centros de monitorização de anomalias em todo o mundo e que constitui um material de 6,3 milhões de nascimentos, revelou o seguinte: a prevalência da extrofia da bexiga à nascença foi de 3,3 por 100.000 nascimentos. O rácio entre homens e mulheres foi de 1,5: 1, tendo sido observado um risco acrescido de extrofia em casos de paridade elevada (3+). Não se registou uma tendência temporal definida. A mortalidade perinatal ocorreu principalmente em associação com outras anomalias congénitas. [9]

Defeitos anatómicos e alterações patológicas:

I. A bexiga:

A bexiga, normalmente mais pequena do que o normal, encontra-se aberta e evertida na superfície da parede abdominal inferior; à nascença, a mucosa é fina e lisa e os orifícios ureterais são facilmente discerníveis. Com a exposição e a inevitável invasão bacteriana que se segue, a mucosa torna-se hiperémica, espessa e friável; a cistite cística desenvolve-se em resultado da obstrução glandular e formam-se projecções polipóides da mucosa. Mais tarde, ocorre metaplasia escamosa. A camada muscular é mal formada com manchas fibrosas e com prolongamentos epiteliais que se estendem entre as fibras musculares. Inicialmente é maleável, mas torna-se edematosa e rígida e pode eventualmente ser substituída por tecido fibroso. Em alguns casos, a bexiga pode ser invertida para formar uma cavidade de tamanho razoável; noutros, a inversão é impossível devido à fibrose da camada muscular. No ápice da bexiga encontra-se a cicatriz umbilical, baixa no abdómen e quase sempre associada a uma hérnia umbilical. O umbigo é normalmente incorporado no encerramento da bexiga ou é excisado durante a cistectomia, podendo ser necessária uma umbilicoplastia. [9,11]

II. O trato urinário superior:

Embora possa haver anomalias concomitantes, os rins são geralmente normais; mas os ureteres fazem uma ampla varredura lateral na parte inferior do seu curso, virando medialmente e ligeiramente para cima para entrar na bexiga, atravessando a sua camada muscular num ângulo reto em vez da sua obliquidade normal. O seu peristaltismo é normal. Muitas vezes, os ureteres estão ligeiramente dilatados nos 2-3 cm terminais, mas a dilatação grave ocorre apenas no caso da fronteira entre a extrofia e a epispádia, quando a bexiga se projecta através de um espaço relativamente pequeno na parede abdominal e, por conseguinte, contrai o segmento terminal do ureter. A hidroueteronerofose pode também desenvolver-se mais tarde, em consequência de edema obstrutivo e fibrose dos orifícios urinários. [9,11]

III. o colo da bexiga e a uretra:

O colo da bexiga é pouco definido. No macho, o episádio é completo. A uretra é representada por uma faixa mucosa curta mas larga na superfície superior do pénis virado para cima. O verumontanum é achatado mas claramente visível na parte mais estreita desta faixa. Os vasa differentias são normais. Os corporacavernosos separam-se uns dos outros na haste do pénis e divergem amplamente para alcançar os ramos iscopúbicos. As cordas ascendentes do pénis curto são mantidas em parte pela faixa uretral curta e em parte pelo tecido fibroso denso nos aspectos anterolaterais dos corpos que mantêm estas estruturas na região dos tubérculos púbicos.

Também pode haver uma deformidade intrínseca dos próprios corpos. Embora os vasos sejam normais, o necessário porque o cordão tem um comprimento normal. Na mulher, a uretra é epispádica e extremamente curta. O clítoris é bífido e os lábios estão amplamente separados para que o orifício vaginal virado para a frente seja claramente visível. A vagina e o útero são normais. [9,11]

IV. Defeitos anorrectais:

Em ambos os sexos, o períneo é curto e o ânus encontra-se anterior à sua posição posterior normal e direcionado para a frente. Por vezes, o ânus é estenótico, mas, mais frequentemente, existe um laxismo esfincteriano que pode permitir a ocorrência de prolepses rectais completas. [9,11]

V. Hérnias:

Para além da hérnia, a hérnia inguiral é uma caraterística comum e necessita de herniotomia, normalmente aquando da cirurgia reconstrutiva. [11]

VI. Anomalias músculo-esqueléticas:

O anel pélvico é incompleto anteriormente: cada osinominatum é rodado para fora, de modo que os ossos púbicos se projectam para a frente, amplamente separados uns dos outros. Estão unidos por um tecido fibro-muscular denso, que se encontra na base da bexiga, atrás da faixa uretral. Neste tecido denso é possível definir a musculatura fibro-muscular esfincteriana. No períneo, os músculos bulbospongiosus e o músculo transverso do períneo podem normalmente ser identificados, embora distantes da uretra. Os músculos rectos são diversos para se ligarem aos ramos púbicos amplamente separados. Este facto pode resultar numa hérnia cansativa na zona da bexiga extrovertida.[11]

VII. Anomalias na coacalexstrofia:

O intestino posterior está exstrofiado entre as duas metades da bexiga. Há um prolapso do íleo e o intestino grosso está a terminar. Existe uma diástase significativa da sínfise púbica e o falo também está separado em duas metades, juntamente com o escroto. Uma maior incidência de anomalias renais inclui um falo ausente ou bífido. A ausência de vagina também pode ser notada. Também foram observadas anomalias nas extremidades, no sistema cardiovascular, nas vértebras intestinais e no diafragma.[12]

VIII. Variantes da extrofia:

a.   Pseudoexstrofia: o defeito músculo-esquelético caraterístico da extrofia vesical clássica está presente, mas o trato urinário é normal. Existe um umbigo alongado e baixo.[11]

b.   Fissura vesical superior: A membrana cloacal abre-se apenas na extremidade superior da bexiga. Os defeitos músculo-esqueléticos são semelhantes aos observados na extrofia vesical clássica.[12]

c.   Exstrofia em duplicado: Abertura inicial da fissura vesical superior seguida de fusão posterior da parede abdominal, deixando uma porção da bexiga na parede abdominal. Esta situação pode estar associada a epispádio completo. O aspeto genital externo é variável.[12]

d.   Exstrofia coberta: Na variante de simetria dividida, os defeitos músculo-esqueléticos são os mesmos que os observados na extrofia clássica, mas sem nenhuma das anomalias do trato urinário. Pode ser observada uma ansa intestinal independente do trato gastrointestinal na parede abdominal. O epispadius é observado nos doentes do sexo masculino.[12]

EXSTROFIA CLÁSSICA DA BEXIGA

Considerações anatómicas

Defeitos do esqueleto

Ao analisarem um grande grupo de doentes com extrofia da bexiga, utilizando exames de TC pélvica e controlos da mesma idade, Sponseller e colaboradores (1995) descobriram que os doentes com extrofia clássica da bexiga têm uma rotação externa média do aspeto posterior da pélvis de 12 graus de cada lado, retroversão do acetábulo e uma média de 18 graus de rotação externa da pelve anterior, juntamente com 30% de encurtamento dos ramos púbicos, para além da diástase da sínfise púbica previamente descrita

Defeitos do pavimento pélvico

Uma comparação da ressonância magnética 3-D em crianças com extrofia antes do encerramento e em controlos normais indicou que o grupo levatorani tinha menos forma de cúpula e era mais irregular nas crianças com extrofia (Williams et al, 2004). Além disso, não houve relação entre a quantidade de diástase púbica e a extensão da curvatura desproporcional do grupo levatorani. Para além disso, Halachmi e co-autores (2003) relataram o aspeto pós-operatório do pavimento pélvico com RM 3-D. Em dois pacientes que apresentavam algum grau de continência, observou-se que a distância intra-sinfisária era mais curta, o ângulo da divergência levatorani mais acentuado e o colo da bexiga mais profundamente posicionado na pelve. Gargollo e outros (2004)

Defeitos da parede abdominal

Umbigo pouco definido ou ausente.

Separação dos recti .

Hérnia umbilical e onfalocele .

Hérnias inguinais . (Connolly e co-autores (1995), numa revisão de 181 crianças com extrofia da bexiga, relataram hérnias inguinais em 81,8% dos rapazes e 10,5% das raparigas).

Defeitos anorectais

O períneo é curto e largo e o ânus está situado diretamente atrás do diafragma urogenital; está deslocado anteriormente e corresponde ao limite posterior do defeito fascial triangular.

O prolapso rectal ocorre frequentemente em doentes com extrofia não tratada com uma sínfise amplamente separada; o prolapso desaparece virtualmente após o encerramento da bexiga ou cistectomia e desvio urinário.

Se o prolapso rectal ocorrer em qualquer altura após o encerramento da extrofia, deve suspeitar-se de obstrução da saída da uretra posterior/bexiga e deve proceder-se à avaliação imediata do trato de saída por cistoscopia (Baker e Gearhart, 1998).

Defeito genital masculino

Silver e colegas (1997b) descreveram pela primeira vez o defeito genital na extrofia da bexiga com mais pormenor. A RMN foi utilizada em homens adultos com extrofia da bexiga e comparada com os resultados de controlos da mesma idade e raça. Verificaram que o comprimento corporal anterior dos homens com extrofia da bexiga era quase 50% mais curto do que o dos controlos normais.

Defeitos genitais femininos

A vagina é mais curta do que o normal, dificilmente superior a 6 cm de profundidade, mas de calibre normal. O orifício vaginal é frequentemente estenótico e deslocado anteriormente, o clítoris é bífido e os lábios, o monte púbico e o clítoris são divergentes. O útero entra na vagina superiormente, de modo que o colo do útero fica na parede vaginal anterior. As trompas de Falópio e os ovários são normais.

Defeitos urinários

O tamanho, a distensibilidade e a função neuromuscular da bexiga exstrofiada, bem como o tamanho do defeito fascial triangular ao qual os músculos da bexiga se ligam, afectam a decisão de tentar a reparação. Nos últimos anos, foram publicados vários estudos científicos básicos que delinearam melhor a natureza exacta da bexiga extrofiada no recém-nascido. Um dos primeiros trabalhos a caraterizar a função neuromuscular da bexiga foi publicado por Shapiro e colegas (1985). No seu trabalho, a densidade e a afinidade de ligação dos receptores colinérgicos muscarínicos foram medidas em indivíduos de controlo e em doentes com extrofia vesical clássica. A densidade dos receptores colinérgicos muscarínicos nos grupos de controlo e de extrofia era semelhante, tal como a afinidade de ligação do recetor muscarínico. Assim, os autores pensaram que a composição neurofisiológica da bexiga extrofiada não é grosseiramente alterada durante o seu desenvolvimento anómalo. Estudos têm investigado tanto a inervação neural da bexiga extrofia do recém-nascido como o seu conteúdo muscular e de colagénio.(47)

Diagnóstico:

Na ecografia pré-natal, a incapacidade de localizar a bexiga cheia de líquido em vários exames deve levantar a suspeita de extrofia. No parto, o aspeto típico torna o diagnóstico óbvio[12]

* Consequências da extrofia da bexiga não tratada:

i.   Incontinência urinária: A incontinência urinária total contínua não controlável por qualquer tipo de aparelho é a principal incapacidade.

ii.   A marcha de Wadding é produzida pela rotação do acetábulo e dos membros inferiores, mas causa uma incapacidade mínima. A inserção separada dos músculos rectos resulta em herniação.

iii.   A deficiência sexual é causada em ambos os sexos por defeitos genitais.

iv.   Há um aumento da incidência de malignidade da bexiga sob a forma de adenocarcinoma[11]

- Assuntos associados:

Crescimento dos órgãos sexuais secundários: A configuração da próstata é anormal em doentes com extrofia. Apesar de demonstrarem um crescimento normal da próstata e das vesículas seminais, a próstata não rodeia a uretra. Foi referido que o crescimento da próstata contribuirá para a continência posterior[12]

Fertilidade: A fertilidade masculina na extrofia clássica tem sido raramente documentada. Anomalias na contagem de espermatozóides podem contribuir para esta falta de fertilidade. A ejaculação retrógrada também pode ser responsável por algumas das contagens mais baixas de espermatozóides observadas nos homens. A libido é normal e o mecanismo erétil está preservado na maioria dos rapazes submetidos a encerramento funcional[12]

Gravidez: foi registada uma gravidez em mulheres com extrofia, no entanto, existe uma elevada incidência de prolapso urinário nestas doentes.

As mulheres que já tiveram um desvio urinário podem ter um parto vaginal, mas as que têm um encerramento funcional devem ter uma cesariana para evitar sobrecarregar o pavimento pélvico[12]

Malignidade: Duas doenças malignas latentes surgiram em resultado do aumento da sobrevivência dos doentes com extrofia. Observou-se que o adenocarcinoma da bexiga constituía 80% dos cancros da bexiga nos doentes com extrofia. Isto pode dever-se a uma irritação crónica ou a restos de tecido gastrointestinal no tecido com extrofia. O adenocarcinoma do cólon adjacente à anastomose uretero-intestinal é outro cancro frequente observado nos doentes submetidos a ureterossigmoidostomia como desvio urinário. O intervalo médio de latência é de 10 anos, registando-se metástases precoces[12]

Secção 2:

Tratamento da extrofia da bexiga e séries relacionadas:

Objectivos da cirurgia na extrofia:

Obtenção de continência urinária com preservação da função renal.

Obtenção de um fecho seguro da parede abdominal.

Criação de um falo cosmeticamente satisfatório e funcional em pacientes do sexo masculino[12]

Opções de tratamento cirúrgico:

Basicamente, desenvolveram-se duas escolas de tratamento:

Cistectomia e desvio urinário permanente externo, interno ou combinado. Reconstrução primária numa fase ou em várias fases, podendo enfatizar a reinserção mitótica ou a utilização dominante de retalhos. Pode envolver medidas adjuvantes[14]

A. *desvio urinário*:

Revisão histórica: A procura de uma técnica ideal para a reconstrução do trato urinário após cistectomia remonta a 1852, quando Simon relatou pela primeira vez o desvio de urina para um segmento do intestino através da criação de fístulas entre os ureteres e o reto num doente com extrofia da bexiga. Inicialmente, os esforços tinham como objetivo levar os ureteres até à pele ou desviar a urina para o cólon sigmoide para beneficiar da continência proporcionada pelo esfíncter anal. Antes da década de 1950, a utilização do esfíncter anal para a continência estabeleceu a ureterossigmoidostomia como o método de desvio urinário de eleição. Durante este período, foram aperfeiçoadas as técnicas de anastomose ureteral sem refluxo. No entanto, o risco de complicações a longo prazo com a ureterossigmoidostomia era significativo (hidronefrose: 32%, pielonefrite 57%, distúrbios metabólicos 47%). Em 1950, Bricker popularizou a utilização do íleo como conduto urinário, o que constituiu a década de 80. A necessidade de melhoria da qualidade de vida dos doentes levou ao aparecimento da derivação urinária continente e da substituição vesical. Aplicando os conceitos de reservatório cutâneo cateterizável-ileocecal desenvolvidos em 1950, vários investigadores relataram resultados iniciais encorajadores com reservatórios colónicos. Em meados da década de 1980, Kock et al. desenvolveram simultaneamente uma bolsa ileal cateterizável. Camey e LeDuc reintroduziram o conceito de neobexiga em 1979, e outros investigadores melhoraram a técnica aplicando a experiência dos primeiros desvios urinários do continente. [15]

Classificação dos métodos de desvio na exetrofia:

Os métodos de desvio utilizados no tratamento da exetrofia podem ser classificados em:

1.   Desvios de continente utilizando o esfíncter anal, incluindo a uretrosigmiodostomia e as suas modificações ou variantes.

2.   Diversões na pele.

3.   Reservatório urinário continental[16]

a. Desvios que utilizam o esfíncter anal:

Nestes procedimentos, a urina é desviada para o herectosigmóide para ser controlada pelo esfíncter anal com ou sem desvio do fluxo fecal por colostomia proximal. A seleção dos doentes requer a consideração de três factores:

i.   Um esfíncter anal competente é essencial e a criança deve ter pelo menos 2-3 anos de idade para ser avaliada a este respeito.

ii.   O estado dos ureteres: ureteres cronicamente dilatados e com paredes rígidas para preservação renal.

iii.   O estado do cólon: foi demonstrado que existe uma relação entre a taxa de insucesso da ureterossigmoidstomia e as pressões habitualmente elevadas no cólon; a pressão elevada do cólon favorece o refluxo reto-urético e a dilatação urinária e a infeção ascendente. [16]

-   Ureterosigmoidostomia:

A primeira anastomose direta dos ureteres no cólon intacto foi realizada por Smith em 1878.(16) A peritonite (resultante do derrame fecal) e a pieloefrite (resultante da infeção ascendente e da estruturação da anastomose ureteral) conduziram inicialmente a taxas de mortalidade cirúrgica muito elevadas. Reconhecendo este grande problema de infeção ascendente, foi desenvolvida a reipmplantação de moda anti-refluxo. No que diz respeito à técnica operatória, o intestino tem de ser preparado no pré-operatório e, no momento da operação, os ureteres são identificados a uma altura igual ou inferior à da preservação do seu fornecimento de sangue. Os ureteres são reimplantados separadamente na respectiva ténia coli ipsilateral, utilizando a técnica de tunelização submucosa e de refluxo, e as extremidades uretéricas espatuladas são anastomosadas à musculatura do cólon com catgut crómico. O peritoneu é suturado sobre a anastomose urteral completa. [16,17]

• Operação de Maydl (trigonosigmoidostomia):

Trata-se de uma variante da urterossigmoidostomia em que o trígono isolado da bexiga é implantado no cólon sigmoide. Afirma-se que a integridade da junção ureterovesical protege o trato urinário superior, mas provou-se que a junção ureterovesical (trígono) raramente tem um efeito valvular satisfatório na extrofia. Outras complicações são semelhantes às da urterosigmoidostomia. [16]

• Bexiga rectal:

Trata-se de uma modificação da ureterossigmoidostomia em que o fluxo fecal é desviado pela colostomia proximal e reduz o risco de infeção ascendente. Pode ser empregue como procedimento inicial ou como operação secundária para ureterosimoidostomia complicada. [16]

• Operação Gersuny:

Nesta operação, o esfíncter anal é utilizado para controlar separadamente o fluxo urinário no reto isolado e o fluxo fecal num cólon trazido até ao períneo. Não se provou que esta operação fosse isenta de complicações e, além disso, se o cólon for trazido para baixo do ânus e não estiver inteiramente dentro do sistema esfincteriano, pode ocorrer incontinência fecal grave. [16]

b- Desvios de pele:

Na operação de desvio da pele, a urina é desviada para a superfície da parede abdominal. Onde pode ser recolhida por um saco aplicado sobre o estoma. A maior vantagem das operações de desvio cutâneo é o facto de serem aplicáveis a todos os casos, aos que têm um ânus incompetente, aos que têm ureteres dilatados e aos que têm insuficiência renal. A mistura de urina e fezes é evitada, mas à custa da necessidade de um aparelho. É obviamente essencial que a operação seja efectuada apenas em crianças que possam obter um fornecimento de sacos adequados e cujos pais estejam dispostos e sejam capazes de dar a atenção necessária ao tratamento.

- Trigonostomia:

A bexiga extrovertida é mobilizada e a maior parte é excisada, preservando o trígono que é deslocado para cima e fixado à parede abdominal muito acima da sua posição original, podendo assim ser aplicado um saco diretamente sobre ele. A sua única vantagem é a simplicidade e, na prática, revelou-se insatisfatória. Ocorre quase sempre estenose dos ureteres terminais e o estoma é demasiado plano para permitir uma fácil colocação do estoma

- Ureterostomia cutânea:

A ureterostomia cutânea só se aplica a doentes com ureteres grosseiramente dilatados e tortuosos. Os ureteres devem ser largos e compridos, mas capazes de peristaltismo, porque os ureteres completamente atónicos não drenam adequadamente através do estoma. A vantagem da urterostomia cutânea em relação à conduta ideal é que não é necessária cirurgia intestinal e o peritoneu não precisa de ser aberto. A possível reabsorção de electrólitos pelo segmento intestinal também é eliminada. Os ureteres são mobilizados extraperitonealmente e divididos junto ao balder. As duas outras fossa ilíacas. A ureterostomia mediana tem a desvantagem de ser difícil de encaixar no poço. A estenose do estoma ocorre em cerca de um terço dos pacientes e é melhor tratada com uma operação de desvio da alça ileal. [16]

• Ureterostomia de conduta ileal:

A urterostomia de conduto ileal é construída utilizando segmentos de íleo terminal, tão curtos quanto possível, de acordo com o habitus corporal dos doentes (4-6 polegadas nas crianças), sendo os ureteres anastomosados na extremidade do íleo.

O estoma é feito através da everting da extremidade distal do segmento ileal para o abdómen. A posição correta do estoma é vital e tem de ser determinada no pré-operatório. Por vezes, ocorrem complicações relacionadas com o procedimento. Foi documentada a deiscência da ferida abdominal, obstrução intestinal, gangrena da ansa ileal e hemorragia. A estenose ureteroileal pode ser evitada se for utilizado um catgut. A estenose estomal ocorre devido à formação de granuloma e responde à exposição do estoma durante alguns dias. Com um estoma adequadamente drenado, dilatação ureteral prévia e pielonefrite

As alterações melhoram ou param de progredir. O segmento ileal obstruído conduz a problemas graves, incluindo aumento da ureia no sangue, perturbações electrolíticas, pielonefrite e dilatação dos ureteres. A cateterização de rotina do estoma determinará a quantidade de urina residual e levará à deteção precoce de retenção na ansa. [15-16]

• Conduta do cólon:

A ansa do cólon é mais fácil de preparar porque é anastomosada ao cólon através de uma técnica de túnel, e a prevenção do refluxo é considerada uma vantagem. [15-16]

c- Reservatórios urinários continentais:

Estes reservatórios são compostos por três segmentos: a anastomose uretero-intestinal (membro aferente), o reservatório propriamente dito e a conduta que transporta a urina do reservatório para a superfície (mecanismo de continência eferente). Os princípios de sucesso são: os segmentos intestinais devem ser detublarizados para interromper as contracções normais de alta pressão e um grande raio resulta num reservatório de grande capacidade e baixa pressão. Estes são continentes e esvaziados por cateterização intermitente. [15-17]

Complicações do desvio intestinal urinário:

Complicações precoces. Incluem hemorragia excessiva, obstrução intestinal, exsudação urinária e infeção. As complicações tardias incluem perturbações metabólicas, estenose estomacal, pielonefrite, cálculos e cancro. [17]

A acidose metabólica hipercorémica desenvolve-se como resultado da secreção de sódio (em troca de hidrogénio) e de bicarbonato (em troca de cloreto), bem como da reabsorção de amoníaco, amónio, iões de hidrogénio e cloreto quando os segmentos intestinais são expostos à urina. O mecanismo que surge é a absorção excessiva de cloreto e amoníaco, o que mantém uma carga ácida endógena crónica. A insuficiência renal pré-existente contribui para o desenvolvimento e a gravidade da doença, tal como uma grande área de superfície intestinal e um longo tempo de contacto. A acidose hiperclorémica é mais frequente em doentes submetidos a urterossigmoidostomia do que em doentes submetidos a urterossigmoidostomia do que em doentes submetidos a construção de condutas ileais ou colónicas simples. A acidose metabólica hiperclorémica pode manifestar-se clinicamente por: fraqueza, anorexia, vómitos, respiração de kussmaul e coma. Uma potencial complicação a longo prazo da acidose crónica pode ser a diminuição do teor de cálcio nos ossos e osteomalácia. [17]

A hipocalcemia e a depleção do potássio corporal total podem ocorrer em doentes com desvio intestinal urinário. A depleção de potássio resulta provavelmente da perda renal de potássio em consequência da lesão renal, da diurese osmótica e da perda intestinal através da secreção intestinal. [17]

A hipocalcémia é uma consequência da depleção das reservas corporais de cálcio e da perda excessiva de cálcio a nível renal. A acidose crónica é tamponada pelo carbonato do osso com subsequente absorção pelos rins e resulta numa diminuição gradual das reservas corporais de cálcio. Também ocorre uma diminuição da reabsorção de cálcio nos túbulos renais. O metabolismo mineral ósseo normal requer a interação de cálcio, magnésio e fosfato, que são influenciados pela paratormona, calcitonina e vitamina D. A perda crónica de tampões ósseos e de cálcio leva à hipercalciúria e à desmineralização óssea. As perdas minerais acabam por ser substituídas por asteróides, o que resulta numa diminuição da resistência óssea. Estas alterações ocorrem na maioria dos doentes que têm um desvio intestinal urinário durante períodos prolongados. [18]

Formação de cálculos: a incidência de formação de cálculos renais aumenta em doentes com reconstrução urinária intestinal. Geralmente, os cálculos são constituídos por estruvite, oxalato de cálcio, fosfato de cálcio ou uma mistura destes com ácido úrico. A maioria dos cálculos está relacionada com materiais de corpo estranho e infeção. Uma pequena parte dos cálculos é metabólica, secundária a acidose metabólica hiperclorémica (cálculos de oxalato de cálcio e fosfato). Os factores de risco comuns para a urlitíase são a colonização crónica do reservatório com bactérias secundárias à alcalinidade da urina, a infeção renal com bactérias produtoras de mal-estar, a presença de materiais estranhos (por exemplo, sutura, agrafos) no reservatório e o aumento da excreção urinária de fosfato, sulfato e magnésio e hiperclorémica. [17.18]

Perturbações nutricionais: a deficiência de sais biliares pode ocorrer se forem respeitados mais de 100 cm de íleo e levar a má absorção de gorduras, esteatorreia e diarreia. A perda do íleo distal (> 50 cm) pode prejudicar a absorção de vitamina B12 a longo prazo, podendo ser necessária a substituição da vitamina B12 em casos de ressecção ileal excessiva para reservatório·[18]

Infeção: pielonefrite e deterioração renal: foram observadas evidências pielorráficas de deterioração do trato urinário superior em até 50% dos doentes que foram submetidos a desvio urinário numa idade precoce. A infeção recorrente do trato urinário superior e o refluxo e obstrução ureteral de alta pressão, geralmente em combinação, contribuem para a probabilidade de deterioração renal. [17]

Cancro: a incidência de cancro na anastomose urterointestinal em doentes com urtero-sigmoidostomia varia entre 6% e 29, com uma média de 11%. Podem desenvolver-se lesões poliplóides em 40% dos doentes. O cancro manifesta-se geralmente com um atraso de 10 a 20 anos (intervalo de 5 a 50 anos). A incidência de cancro aumenta quinhentas vezes. No entanto, se o desvio urinário for efectuado antes dos 25 anos de idade, a incidência de cancro aumenta 7000 vezes. Os tumores são normalmente muito agressivos e um terço dos doentes morre de cancro. Os tumores aparecem invariavelmente perto do local de anastomose dos ureteres com o cólon. A histologia dos tumores inclui adenocarcinoma (85%), carcinoma em anel de sinete, pólipos adenomatosos, sarcoma, carcinoma de células de transição (10%) e carcinoma indiferenciado. Pensa-se que a etiologia se deve à presença de urina e de faces que banham conjuntamente o jexaposedurthelium e a mucosa do cólon.

B. Reconstrução primária:

A alternativa ao desvio urinário é o encerramento funcional da bexiga. O objetivo do encerramento primário da bexiga é converter a bexiga extrovertida em epispádio peno- público incontinente com saída livre de urina, preservando a função renal. A ecografia abdominal é útil no pré-operatório para aceder às vias urinárias superiores e ao abdómen. É bem conhecido que o encerramento precoce da bexiga (nas primeiras 48 horas de vida) pode ser conseguido com sucesso porque os tecidos são elásticos e a pélvis óssea pode ser moldada para permitir o encerramento da linha média do púbis e da fáscia rectal. Também foi demonstrado que a divisão da placa uretral na base do pénis permite a dissecção da próstata para longe dos corpos, alongando assim o pénis e reposicionando a próstata mais profundamente na pélvis. Os retalhos cutâneos paraextróficos são utilizados por rotina em homens e mulheres para alongar o ureter no momento do encerramento primário. O encerramento neonatal tem o potencial de preservar a função do detrusor e reduzir a ocorrência de metaplasia da mucosa, que pode ter implicações neoplásicas. Além disso, a criança e a família obtêm benefícios sociais substanciais quando o defeito físico óbvio é corrigido numa fase precoce da vida.

O encerramento primário bem sucedido é um fator determinante do desenvolvimento e da capacidade da bexiga de eventração, que melhoram

Sucesso das fases posteriores da reconstrução. A consideração consiste em avaliar a adequação da bexiga para o encerramento primário funcional. Cerca de 95% de todos os doentes com extrofia da bexiga são passíveis de encerramento enquanto recém-nascidos. Edema e lesão da bexiga lisa e delicada com uma membrana silástica aderente, um campo esterilizado ou um filme plástico para evitar que a mucosa da bexiga adira à roupa ou às fraldas, que podem danificar a mucosa delicada. Não deve ser utilizada gaze com vaselina. [19]

É de esperar que uma bexiga pequena com uma capacidade de 5 a 10 ml que demonstre elasticidade e contratilidade desenvolva um tamanho e capacidade adequados após um encerramento bem sucedido da bexiga. Uma bexiga pequena e fibrótica sem elasticidade ou contratilidade não é elegível para encerramento primário. As crianças que não são consideradas candidatas ao encerramento neonatal da bexiga devem ser consideradas para desvio interno ou externo. Em crianças com mais de 27 horas de vida, o encerramento da bexiga é iniciado com uma oseotomia bilateral ou ilíaca posterior. A aproximação das duas metades do púbis por oseotomia diminui a probabilidade de deiscência da ferida e de formação de fístulas e melhora a continência. A fibrocartilagem da sínfise púbica é unida à frente por uma sutura horizontal de nylon n.º 2 colocada através da porção calcificada da púbis e atada anteriormente. Após a realização das osteotomias, o bebé é colocado em posição supina e a extração da bexiga é fechada. No pós-operatório a criança é imobilizada (por tração) durante 2 a 3 semanas. Esta imobilização com sedação adequada oferece a melhor hipótese de sucesso no encerramento inicial da bexiga, o que é fundamental para a continência urinária subsequente. [13.19]

Tratamento de intervalos incontinentes: Entre o encerramento da bexiga e os 3 anos de idade, a avaliação do trato superior é efectuada de 6 em 6 meses através de urografia excretora ou ultrassonografia para excluir hidronefrose e avaliar a função renal. A cultura de urina e os electrólitos séricos são obtidos de 3 em 3 meses. A terapêutica antibiótica deve ser mantida até à correção do refluxo. [19]

Reconstrução do colo vesical (BNR): A reconstrução do colo vesical é adiada até a criança ter, pelo menos, 3 anos de idade para permitir a aceitação de instruções essenciais no treino para ir à casa de banho, que é fundamental para obter um resultado bem sucedido. A maioria das bexigas aumentadas para uma capacidade de 60 a 75 ml permite a reconstrução do colo vesical e a ureteroneocistostomia bilateral nesta altura. O procedimento é uma modificação da técnica de Young-Dees, que envolve a reimplantação proximal dos ureteres para permitir uma ressecção mais generosa na reconstrução da região trigonal, aumentando assim o sucesso cirúrgico. A suspensão vesicoureteral é efectuada para complementar a resistência uretral. Um dos factores determinantes mais importantes para um resultado bem sucedido da reconstrução do colo vesical é uma bexiga bem desenvolvida, com boa capacidade e musculatura. As capacidades da bexiga são, em média, de 350 ml para os doentes continentes, 125 ml para os doentes com continência parcial e menos de 50 ml para os doentes incontinentes. Nas crianças com capacidades vesicais reduzidas, a uretroplastia preliminar antes da reconstrução do colo vesical pode acrescentar resistência à saída da urina para aumentar a capacidade vesical. No entanto, alguns cirurgiões preferem efetuar uma cistoplastia de aumento em simultâneo com a reconstrução do colo vesical para aumentar o tamanho da bexiga. O controlo urinário completo pode ser retardado durante 6 a 12 meses no pós-operatório. Nalguns doentes, a retenção urinária pode ocorrer imediatamente após a BNR. Alguns destes doentes podem necessitar temporariamente de autocateterização intermitente até que a função do detrusor se desenvolva. [19]

Reparação de epispádias:

O principal problema nos rapazes está relacionado com a aparência estética do pénis e das cordas dorsais. Os objectivos da reconstrução cirúrgica nos rapazes são alcançar a continência urinária completa e estabelecer um pénis adequadamente longo e direito que seja funcional para as relações sexuais. Mesmo em pacientes submetidos a desvio urinário, a uretroplastia e a reconstrução da genitália externa continuam a ser considerações importantes. A uretra deve permitir uma relação sexual adequada. A uretroplastia e o alongamento do pénis podem ser realizados separadamente ou combinados como um procedimento de fase única com enxertos de espessura total ou retalhos prepuciais. No caso da abordagem separada, as cordas dorsais são inicialmente libertadas e a uretroplastia é efectuada 6 a 12 meses mais tarde. [19]

Complicações após a reconstrução primária:

As possíveis complicações após a reconstrução primária são

Prolapso da bexiga

Obstrução da saída da bexiga

Cálculos da bexiga

Cálculos renais

Deiscência da ferida

Granuloma de pontos [12]

Muitas séries relatadas revelaram as vantagens e desvantagens das várias técnicas operatórias reveladas no tratamento da extrofia.

Spence, em 1960, relatou a sua série de 31 doentes que foram submetidos a ureterossigmoidostomia. Ureterosigmoidostomia de 31 doentes, 21 eram do sexo masculino e 10 do sexo feminino. Cinco doentes foram submetidos à técnica de Coffey (posicionamento dos ureteres no cólon sem anastomose), enquanto os restantes 26 doentes foram submetidos a anastomose mucosa a mucosa com adição de mamilo ou técnica anti-refluxo em túnel. Ele acompanhou seus pacientes com avaliação clínica, química sanguínea e urografia intravenosa (UIV). Catorze doentes tiveram infeção urinária major e 8 doentes infeção minor. Apenas nove doentes não apresentavam sinais clínicos de infeção. Os doentes apresentavam uma dilatação normal ou mínima do sistema coletor, enquanto 13 doentes apresentavam graus variáveis de deterioração do sistema coletor. Mais de metade dos seus doentes apresentavam uma elevação do cloreto sanguíneo com uma diminuição concomitante do poder de combinação do CO2. Não houve mortes operatórias, mas três doentes morreram com desequilíbrio eletrolítico e pielonefrite. Ocorreram cálculos renais em 8 doentes. Onze doentes necessitaram de cirurgia subsequente devido a complicações da operação original. Concluiu que, apesar da deficiência saliente da ureterossigmiodostomia, espera-se que dois em cada três doentes tenham resultados aceitáveis a longo prazo, que metade dos doentes necessitem de operações posteriores devido a complicações e que um em cada cinco doentes tenha uma falência franca. Recomendou um acompanhamento sistemático e exaustivo para toda a vida, a fim de detetar mais cedo as complicações numa fase remediável. Comparando estes resultados com as operações efectuadas na altura, o Dr. Hahn preferiu continuar a fazer a ureterossigmoidostomia convencional para o tratamento da extrofia, como um compromisso aceitável até ao momento em que o cirurgião competente possa obter um verdadeiro controlo duradouro e reprodutível da bexiga não obstruída e sem refluxo. [20]

Pensou-se que o implante de todo o trígono (junção uretero-vesical intacta) no cólon poderia evitar o refluxo. A operação de trigonosigmoidostomia foi defendida por Gregor e Schulman que trataram 25 doentes com este procedimento. Acompanharam 23 doentes durante uma média de 10 anos, através de avaliação clínica, da função renal, de medidas urográficas, da continência e da vida social. 18 pacientes foram considerados com excelentes resultados. Dois foram insucessos (um óbito pós-operatório e outro necessitou de conversão para o desvio urinário cutâneo por pielonefrite persistente). Em quatro pacientes o resultado foi considerado satisfatório. Ocorreram cálculos renais em dois pacientes e dois pacientes apresentaram acidose sintomática necessitando de tratamento alcalino. Concluíram que a trigonosigmoidostomia era preferível à ureterosigmoidostomia. [22] Outros cirurgiões preferem fazer a ureterossigmoidostomia para a extrofia da bexiga. Sikora et al, trataram 31 crianças com extrofia da bexiga por este procedimento entre 1941 e 1964. Duas crianças morreram no pós-operatório, 25 das restantes 29 foram acompanhadas em pormenor. Os autores afirmam que apenas quatro dos doentes tiveram um desempenho perfeitamente normal, mas o resultado final é de facto muito bom. Os restantes doentes sofriam de moderada é essencial que após a ureterossigmoidostomia os doentes sejam cuidadosamente seguidos para o resto das suas vidas. [22]

No que respeita à ureterossigmoidostomia como procedimento operatório, é necessária uma atenção meticulosa. Em 1977, Goodwin e Scarfiono expressaram a sua satisfação com os resultados da ureterossigmoidostomia quando esta é efectuada através do cólon sigmoide aberto. Afirmaram que, quando a ureterossigmoidostomia é realizada, é importante um cuidado meticuloso na produção de um túnel submucoso com anastomose direta do ureter ao intestino. Os doentes com baixo teor de cloreto devem ser tratados com um suplemento adequado de citrato de sódio e potássio para reduzir os riscos de desequilíbrio eletrolítico e acidose hiperclorémica. Uma gestão pós-operatória cuidadosa e cuidados de acompanhamento são vitais para o sucesso. [24]

Em 1979, Sztaba e Karz, da Alemanha, relataram os resultados tardios de 26 crianças com exetrofia da bexiga tratadas por uerterosigmoidostomia em períodos de 23 anos, com um seguimento de 1-22 anos para 15 dos 26 casos. Em 9 crianças, os achados clínicos, radiológicos e bioquímicos foram devidos a hidronefrose e distúrbios electrolíticos. Os autores recomendam a implantação direta dos ureteres na berceuse rectosigmoideia porque é simples do ponto de vista técnico e as complicações imediatas e tardias são menos frequentes do que com outros métodos. [25]

A embriogénese das anomalias genitais associadas à extrofia foi bem estudada por Johnston que, em 1975, afirmou que, nas deformidades extróficas, as deformidades genitais são principalmente causadas pelo efeito de cunha da membrana coloacal e que, quanto mais primitiva for a extrofia, mais graves são os defeitos genitais. O principal problema prático diz respeito ao indivíduo do sexo masculino com epispadius isolado ou em associação com extrofia da bexiga. A correção da deformidade peniana requer a libertação das cordas, libertando a uretra curta dos corpos cavernosos e alongando o órgão através da separação parcial das cruras dos ramos púbicos: A posse de um falo adequado é geralmente a principal consideração do doente e dos seus pais, e a reconstrução cirúrgica deve ter como objetivo a correção máxima das anomalias numa idade precoce. [26]

O tubo do cólon como método de desvio urinário tem desempenhado o seu papel no tratamento de doentes com extrofia da bexiga, entre outros. Em 1975, Hendron descreveu a utilização de um tubo de cólon sem refluxo para a derivação urinária temporária ou permanente; oferece uma alternativa para o tratamento de doentes com extrofia da bexiga e deve ser considerado para os doentes com tubos ileais que apresentam infeção e deterioração renal. [27]

Segura e Kelalis relataram os resultados a longo prazo da ureterosigmoidostomia em 87 crianças com extrofia da bexiga tratadas entre 1912 e 1935 e afirmaram que a ureterosigmoidostomia com cistectomia pode fornecer uma solução satisfatória para o problema da extrofia e parece adequada para a preservação das vias superiores e também fornece uma solução socialmente aceitável para a questão da eliminação da urina desviada. [28]

Gendron, em 1980, apontou a possibilidade de transformação de um desvio externo (conduta colónica) para um interno (ureterossigmoidostomia) em casos de extrofia da bexiga que não tenham sido reconstruídos. Afirmou que esta operação deveria ser efectuada numa idade não inferior a 7 anos e apenas em determinadas condições:

Boa função renal

Trato urinário superior normal

Sem refluxo sigmoidoureteral e;

Bom e esfíncter

Afirmou também que uma operação deste tipo muda radicalmente a vida de um doente anteriormente incapacitado por um aparelho coletor. [29]

A oseomalácia é uma complicação a longo prazo da ureterossigmoidostomia. Em 1980, Basle et al, chamaram a atenção para esta complicação. E afirmaram que a patogénese é complexa e envolve acidose hiperclorémica, que torna o equilíbrio do cálcio negativo por reabsorção de bicarbonato de cálcio do osso, possivelmente por inibição da atividade dos fosfatos alcalinos. [30]

A reconstrução primária para a extrofia da bexiga foi tentada há muito tempo, mas os resultados foram fracos e as complicações foram muitas. Williams e Keeton relataram a análise das suas duas séries sucessivas, a primeira de 1949, com 80 casos. A segunda série, de 1963 a 1969, incluía 436 casos de extrofia da bexiga. Selecionaram os casos para reconstrução de acordo com o tamanho, a flexibilidade e o estado da bexiga. Na primeira série, 51/80 casos foram submetidos a reconstrução, o que resultou numa continência aceitável em apenas 5 doentes (9,8% dos casos reconstruídos). Treze casos tinham mau controlo e utilizaram aparelhos, 38 doentes necessitaram de um segundo desvio urinário secundário e ocorreram 4 mortes. Na segunda série, 19 casos foram submetidos a reconstrução com uma taxa de continência de 31%. Em ambas as séries ocorreram muitas complicações precoces e tardias, incluindo rutura total e parcial da ferida, formação de fístula, estenose, piúria persistente, deterioração pilográfica, formação de cálculos e refluxo. Os autores esperavam obter melhores resultados através da melhoria da técnica operatória e da secção adequada dos doentes, embora considerassem que os resultados eram desanimadores. [31]

A preservação renal permaneceu sempre um objetivo primordial a atingir no tratamento de doentes com extrofia. Demaria et al., em 1980, avaliaram o estado das vias superiores e a função renal em 22 crianças que tinham atingido a continência após reconstrução faseada. Numa média de 8 anos de seguimento após a reconstrução, 15 doentes (68%) tinham vias superiores normais. A função renal foi preservada em todas as crianças. Apenas um doente necessita de correção cirúrgica. Atribuíram a estes resultados satisfatórios uma seleção cuidadosa dos doentes, melhores técnicas cirúrgicas e bons cuidados pós-operatórios. [32]

Também Adalenet al., em 1980, analisaram os resultados de cem casos de extrofia da bexiga que foram submetidos a osteotomia ilíaca bilateral para facilitar o encerramento da pélvis e dos tecidos moles. Relataram uma taxa de sucesso de 95% no encerramento anterior e 45% de continência urinária e 30% de incidência de infeção crónica do trato urinário e dilatação do trato superior com necessidade de desvio ileal. Salientaram que o encerramento da pélvis parece aumentar o sucesso da reparação, tanto em termos de encerramento dos tecidos moles como de obtenção de continência urinária. [33]

Após todos os tipos de cirurgia para a extrofia, a lesão renal é uma preocupação importante. O padrão de lesão renal no tratamento da extrofia vesical foi revisto por Tuner et al, que demonstrou que: os padrões de lesão renal indicam que a configuração papilar e a obstrução, juntamente com a infeção urinária, são os principais factores de lesão. O desvio pelo conduto ileal foi associado à lesão renal. A incidência de lesões renais provocadas pelo encerramento da bexiga e pelas tentativas de continência sugerem que o encerramento é uma conduta razoável, especialmente tendo em conta os resultados actuais em termos de continência. [34]

O carcinoma do cólon é uma complicação grave e latente da ureterossigmoidostomia, que atualmente tem vindo a ser relatada com maior frequência. Um desses relatórios foi o de Charron e Delisle que, em 1982, relataram um caso de adenocarcinoma do cólon sigmoide após ureterossigmoidostomia e, mais ainda, após uma revisão da literatura francesa e inglesa, encontraram 47 casos para além do seu, tendo notado um aumento dramático deste cancro nos últimos 10 anos, apesar de a ureterossigmoidostomia ser raramente realizada atualmente, o que se deve à latência desta complicação. [35]

Também Nielsen K e Nielsen KK, ao relatarem um caso em 1983, afirmaram que já tinham sido relatados 80 casos de adenocarcinoma em bexiga extrovertida. Estudaram o caso que relataram com técnicas histoquímicas e imuno-histoquímicas de mucina e verificaram que o revestimento epitelial da bexiga era do cólon, com mucino-histoquímica específica do cólon e conteúdo de antigénio carcinoempiriónico. Em muitos focos havia displasia do epitélio do cólon com múltiplos adenocarcinomas exofíticos do cólon. [36]

Num outro estudo, Smeulders e Woodlouse, em maio de 2001, analisaram retrospetivamente 103 doentes com extrofia da bexiga nascidos antes de 1964 para documentar a incidência de neoplasia. Designaram os doentes que tinham uma mistura de urina e fezes num reservatório colorrectal como casos de alto risco para o desenvolvimento de cancro (42 doentes) e 61 doentes que não tinham sido expostos a essa mistura como casos de baixo risco. Num seguimento mínimo de 35 anos, no grupo de alto risco, houve casos de carcinoma do cólon, dois dos quais morreram, e um doente com carcinoma in situ do cólon e dez neoplasias benignas do cólon. Três doentes tinham cancro da bexiga (2 faleceram). No grupo de baixo risco, houve um caso de cancro (falecido) e um caso de carcinoma celular do rim. Três dos 4 doentes com cancro da bexiga tinham sido submetidos a cistectomia antes dos 5 anos de idade. Os autores calcularam que o risco de cancro em adultos nascidos com extrofia da bexiga é de 17,5%. O principal risco está naqueles que foram expostos a uma mistura de urina e fezes num reservatório colorrectal (38%). Mesmo nos doentes de baixo risco, o risco de neoplasia maligna é de 3,3% numa idade média de 42 anos (40-44 anos), o que é 27 vezes superior ao da população geral com a mesma idade. Os autores concluíram que o rastreio colonoscópico anual diminui a mortalidade por cancro através da deteção precoce da fase pré-maligna e também que, apesar do encerramento da bexiga ou da cirurgia de desvio nos primeiros anos de vida, os doentes com extrofia têm uma incidência de "risco" de cancro da bexiga quase 700 vezes superior à da população geral com a mesma idade. A cistectomia precoce não é protetora. [37]

O lugar do conduto colónico sem refluxo quando é necessária uma derivação urinária permanente foi esclarecido pela revisão de Arap et al. de 65 casos de condutos colónicos perfurados na sua instituição. Utilizaram a técnica de Lead-Better e a técnica de Kelais modificada para a anastomose uterrocolónica. Os seus resultados mostraram 28 (22%) complicações em 128 rins individuais (obstrução em 21 e refluxo em 7 unidades). Os seus resultados sugerem que o conduto do cólon sigmoide é um método adequado para o desvio temporário ou permanente. [38]

A reconstrução primária faseada da bexiga é hoje em dia a exstrofia, sendo frequentemente relatados resultados satisfatórios. Mollard tratou 35 doentes com extrofia da bexiga através de um encerramento faseado planeado. Primeiro, a bexiga foi fechada em conjunto com osteomias ilíacas posteriores e, no doente do sexo masculino, o pénis foi alongado na mesma sessão. Em seguida, foi efectuada uma reconstrução do colo com procedimento anti-refluxo. Finalmente, o epispádio anterior foi reparado. Dos 16 pacientes que completaram a sua reconstrução, 11 pacientes (69%) estão curados e um paciente está melhorado. Em 4 doentes (25%) o tratamento falhou. [39]

Também Kramer et al. analisaram os dados de 103 doentes com extrofia clássica da bexiga, tratados com diferentes métodos. Trinta e dois dos 103 pacientes foram submetidos a desvio urinário. A taxa de continência mais elevada (83%) foi alcançada em 40 doentes com ureterosigmoidostomia, mas a função renal deteriorou-se em 70% destes doentes e 4 doentes apresentaram alterações malignas. Dos 26 doentes tratados com condutas ileais, 69% desenvolveram deterioração renal. Em contraste, de 32 doentes tratados com encerramento primário da bexiga, 31 tiveram preservação da função renal 67% eram continentes e 3 (17%) tinham continência parcial. Este artigo mostrou que a derivação urinária acarreta um risco elevado de malignidade e de deterioração da função renal. Mostrou também que a reconstrução em fases pode ser efectuada com continência satisfatória e preservação da função renal. (40)

Também em 1989, Lepor e Jeffs relataram 28 casos consecutivos de encerramento inicial da bexiga e 25 casos consecutivos de reconstrução inicial do colo da bexiga na sua instituição. As taxas de continência foram de 86% e 80%, respetivamente. Dos seus doentes, 10% sofreram deterioração da função renal com hidronefrose significativa. Isto mostra que, após o encerramento primário da bexiga e a reconstrução do colo da bexiga, é possível obter um encerramento seguro da parede abdominal e continência urinária com um mínimo de morbilidade e deterioração da função renal. Os doentes que desenvolveram uma deterioração do trato superior receberam uma avaliação de seguimento tardia. Mais uma vez, este facto sublinha a necessidade de um acompanhamento constante e de um tratamento agressivo em caso de obstrução da saída da bexiga. (14)

Jeffs e Oesterling salientaram a importância de um encerramento inicial da bexiga bem sucedido no tratamento cirúrgico da extrofia da bexiga. Estudaram 144 doentes que dividiram em dois grupos. Os autores encontraram uma reconstrução do colo (capacidade média de 79 ml), um intervalo mais curto entre o encerramento primário da bexiga e a reconstrução do colo da bexiga (média de 3,5 anos), uma taxa de continência mais elevada (92%) e um intervalo mais curto entre a reconstrução da bexiga e a obtenção de continência (média de 1,5 anos). Estes resultados sugerem que um encerramento inicial bem sucedido da bexiga é um fator importante para uma bexiga grande mais rapidamente e para alcançar uma taxa de continência urinária mais elevada em doentes com extrofia clássica da bexiga submetidos a uma reconstrução funcional da bexiga por fases. (42)

Na sequência de um tratamento primário mal sucedido ou insatisfatório em doentes com complexo epispádio/extrófico, as opções de solução cirúrgica para preservar o trato urinário superior, alcançar a continência completa e reconstruir os órgãos genitais externos são limitadas. Stein et al. analisaram os registos de 128 doentes com extrofia da bexiga tratados na sua instituição entre 1967 e 1997. Dos 128 pacientes, 80 pacientes tinham recebido tratamento anterior sem sucesso ou insatisfatório. 72 doentes foram seguidos durante uma média de 2-4 anos após a primeira intervenção cirúrgica. Dos doentes encaminhados para a instituição, 40 doentes tiveram uma reconstrução primária sem sucesso, 10 doentes após bexiga rectal, 7 doentes após ureterosigmoidostomia e 5 doentes após desvio incontinente. No último seguimento, 19 doentes tinham um reservatório rectal, 38 uma bolsa ileocecal, 12 uma derivação por conduto e 3 doentes tinham um procedimento de Young-Dees aumentado. O trato urinário superior permaneceu estável em 95% das unidades renais com reservatório rectal, 95% com bolsa ileocecal, 96% com condutas colónicas e 100% com procedimento de Young-Dees aumentado. A continência diurna e nocturna foi alcançada em 95% dos doentes com reservatório rectal e 97% dos doentes com bolsa ileocecal, enquanto que apenas 2 dos 3 doentes com procedimento de Young-Dees aumentado foram continentes. Das mulheres, 16 estavam satisfeitas com os resultados cosméticos e 6 deram à luz, 8 crianças por cesariana. Apenas um homem ficou insatisfeito com o resultado cosmético final. Todos os adultos, exceto um, tinham relações sexuais. Os autores concluíram que: a primeira intervenção operatória no destino. Após o fracasso do tratamento primário, o trato urinário superior deve ser estabilizado. Nos doentes com insuficiência renal grave, a conduta colónica foi o método de eleição, enquanto que nos doentes com um trato superior normal ou ligeiramente dilatado e um esfíncter anal intacto foi reformado um reservatório rectal. Nos restantes doentes, uma bolsa ileocecal garante a continência dia e noite. [43]

No Sudão, em 2002, o Dr. Suliman H A constatou que, no seu estudo de (31) doentes com extrofia da bexiga, 77% deles foram tratados com desvio interno e 23% foram tratados com reconstrução da bexiga. E os que foram tratados com desvio, 46% estavam a reagir bem, 45% sofriam de ITU repetidas e 38% desenvolveram hidronefrose. 91% do grupo de desvio são continentes durante o dia e apenas 9% são incontinentes. Concluiu que o desvio, apesar do seu defeito saliente, continuará a ser o melhor compromisso para os doentes que se apresentam tardiamente e que a reconstrução primária é adequada para os doentes que se apresentam precocemente e que podem suportar operações repetidas. [45]

Justificação

O cancro da tiroide é o tipo mais comum de neoplasias malignas das glândulas endócrinas. É necessário verificar as suas diferentes formas de apresentação, complicações, modalidades de tratamento e resultados da doença, de modo a educar tanto os médicos como a população em geral sobre a doença.

A cirurgia do bócio maligno é uma das indicações da tiroidectomia efectuada numa unidade de cirurgia geral, numa taxa de mais de vinte operações por ano. Este estudo foi realizado à parte para avaliar o resultado do tratamento cirúrgico do cancro da tiroide.

Capítulo 2

OBJECTIVOS E METODOLOGIA

Objectivos

Principal:

Identificar as complicações precoces e tardias da cirurgia da extrofia vesical realizada no centro de cirurgia pediátrica do Hospital Universitário de Ribat no período de janeiro de 2006 a junho de 2012.

Específico:

(i)   Estudar a taxa dos diferentes tipos de complicações precoces e tardias.

(ii)   Identificar os possíveis factores etiológicos das complicações pós-operatórias.

(iii)   Para provar que o desvio (uretro-rectal) é um procedimento muito adequado para os doentes que se apresentam tardiamente, utiliza um esfíncter natural barato e tem uma cirurgia menos extensa.

Doentes e métodos

O presente estudo é um plano de estudo descritivo retrospetivo a ser realizado no Hospital Universitário de Ribat, Departamento de Cirurgia Pediátrica, para os doentes submetidos a reparação ou desvio da bexiga, utilizando os registos do doente.

Materiais e métodos:

Os registos de todos os doentes que foram submetidos a cirurgia para reparação ou desvio da esxtrofia da bexiga devem ser analisados utilizando um questionário seguido nesta proposta.

Foi preenchido um questionário específico que incluía informações constantes dos registos, tais como idade, estudo socioeconómico, antecedentes familiares, apresentações, tipo de cirurgia e possíveis complicações, etc...

Capítulo 3

RESULTADOS

Neste estudo, os dados foram recolhidos no período entre janeiro de 2006 e junho de 2012 no centro de cirurgia pediátrica de El Ribat, o número total de doentes atendidos foi de 40, metade dos quais (50%) foram estudados retrospetivamente e os restantes (50%) foram seguidos desde janeiro de 2010 prospectivamente, com uma taxa de masculinidade e feminilidade de 3-2, respetivamente Figura (1) (2).

Os doentes foram submetidos a reconstrução primária isolada 23 (62,3%) dos quais 11 foram seguidos prospectivamente, 8 (21,6%) foram submetidos a desvio 4 foram seguidos prospectivamente e 6 (16,1%) foram submetidos a reconstrução primária seguida de desvio 4 foram seguidos prospectivamente Figura (3).

Dois terços apresentam idade na admissão inicial num período neonatal e dois terços apresentam no 1º ano (32,5%). Mais de 17% apresentam nos 1ºs 5 anos também mais de 17% apresentam mais de 5 anos (17,5%)(Média2,2000+/-Desvio padrão1,09075)Figura (4).

Mais de metade dos doentes do estudo (60%) provinham do centro do Sudão e dois terços (72,5%) residiam no centro do Sudão e 10%, 7,5%, 5%, 5% residiam no norte, oeste, este e sul, respetivamente, figura (5) (6). E, destes, dois terços (67,5%) têm um estatuto socioeconómico baixo Figura (7).

Todos os doentes (100%) apresentam incontinência urinária contínua e mais de 90% têm controlo rectal normal, ânus deslocado anteriormente, marcha bamboleante, esfíncter rectal competente e bexiga exposta ao exame. Mais de 90% dos homens têm testículos descendentes para o escroto. Cerca de metade da população em estudo tem pólipos mucosos na bexiga e menos de um quarto (22,5%) tem um episódio de doença febril e (20%) tem hérnia inguinal associada ao exame. Menos de 10% dos casos são febris, 5% apresentam prolapso rectal, 2,5% têm família positiva e 2,5% têm quadro de dor lombar (1).

Nos doentes submetidos a reconstrução primária, mais de 13% têm deiscência da ferida em comparação com mais de 33% no grupo que tem reconstrução primária seguida de desvio e 18,2% têm infeção da ferida no primeiro grupo em comparação com ninguém tem infeção da ferida no outro grupo, tabela (2). Por outro lado, verificou-se que mais de metade dos doentes do primeiro grupo (54,5%) têm incontinência urinária total em comparação com 100% no outro grupo após a tabela de desvio (3). Menos de 50% têm refluxo vesico-ureteral no primeiro grupo em comparação com 16,7% no outro grupo, tabela (4). O bom é que ambos os grupos não apresentam hidronefrose no pós-operatório, tabela (5).

A incidência de cálculos no pós-operatório é de 50% no primeiro grupo comparado a 83,3% no segundo grupo tabela (6). Mas a recorrência de ITU 63,6% naqueles que têm o primeiro grupo comparado com 16,7% naqueles que têm os dois procedimentos tabela (7). E todos os grupos têm função renal normal, tabela (8).

Outras complicações ocorreram nos pacientes com reconstrução primária, 3,5% apresentaram aderência intestinal, impactação de cálculo no orifício externo, abscesso perinefrético, deslizamento de stent ureteral, estenose uretral, fístula vesical e fístula vesical com quadro de pólipo(9).

No paciente com desvio isolado (8 pacientes), 7% apresentaram vazamento, sepse e infeção da ferida, tabela (10), mas todos estavam secos (100%), tabela (11). E encontrou 85,7% pode esvaziar e defecar separadamente e 14,3% não pode. tabela (12).Evidência de ITU neste grupo 14,3% tabela (13). Apenas 4 pacientes com desvio só tem UIV no pós-operatório, deles não há evidência de estenose ureteral tabela (14),25% tem calibre ureteral dilatado tabela (15),25% tem sistema calicseal dilatado tabela (16),25% tem cálculo renal. tabela (18) e todos eles tem função renal normal tabela (17). E nenhum paciente apresenta hipercloremia tabela (19). Outras complicações 7% têm obstrução intestinal adesiva, pielonefrite e deslizamento do stent ureteral (20).

Estudo prospetivo seguido em (11) pacientes submetidos a reconstrução primária em comparação com (8) pacientes submetidos a desvio, em pacientes com reconstrução primária todos eles têm função renal normal, 90,9% eram totalmente incontinentes para urina, 81,8% têm evidência de ITU recorrente, 36,4% têm refluxo vesico-ureteral, 27.No grupo de desvio, todos eles apresentam boa continência urinária, podem esvaziar e defecar separadamente, 37,5% têm evidência de infeção da ferida e 25% têm evidência clínica de ITU. E nos que têm IVU pós-diversão (2), ambos têm função renal normal e nenhum tem ureter dilatado, calibre ureteral dilatado, sistema calicinal dilatado e evidência de cálculos. Também nenhum tem quadro de hipercloremia (22).

Fig (1) Desenho do estudo na cirurgia de extrofia da bexiga no centro pediátrico do Hospital Universitário de Ribat (n=40):-

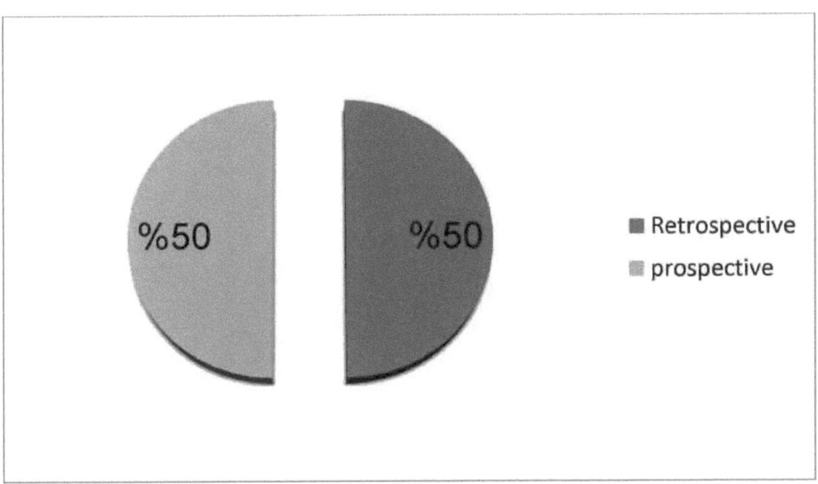

Fig. (2)   Sexo na cirurgia de extrofia da bexiga no centro pediátrico do Hospital Universitário de Ribat (n=40):

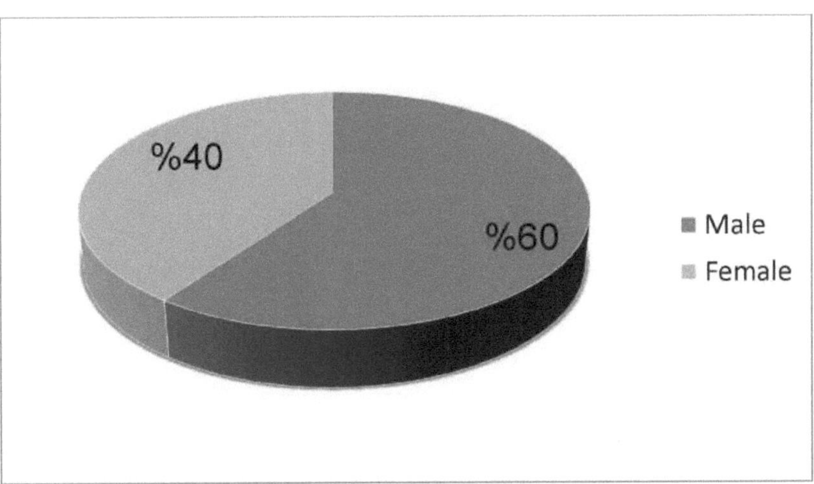

Fig. (3) Distribuição do procedimento operatório entre os desenhos de estudo na cirurgia da extrofia da bexiga no centro pediátrico do Hospital Universitário de Ribat (n=37):

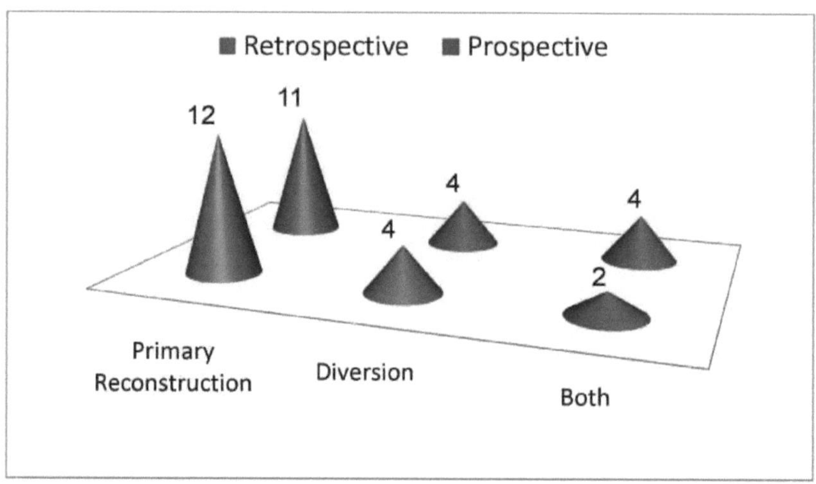

Fig. (4) Idade na admissão inicial na cirurgia de extrofia da bexiga no centro pediátrico do Hospital Universitário de Ribat (n=40):

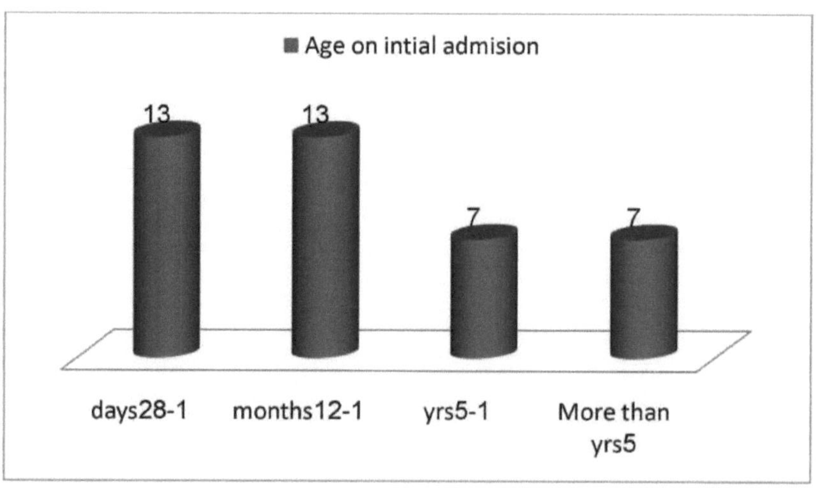

(Média 2,2000 Desvio padrão 1,09075)

Fig. (5)   Origem dos doentes em cirurgia de extrofia da bexiga no centro pediátrico do Hospital Universitário de Ribat (n=40):

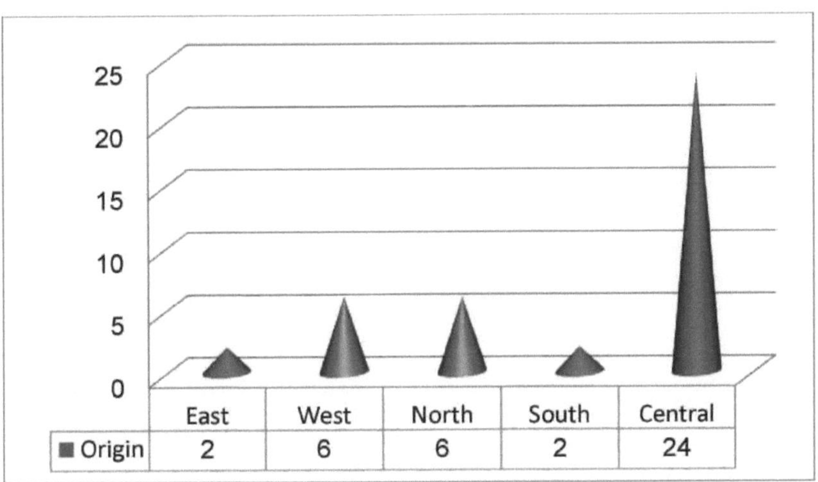

Fig. (6)   Residência dos pacientes em cirurgia de extrofia vesical no centro pediátrico do Hospital Universitário de Ribat (n=40):

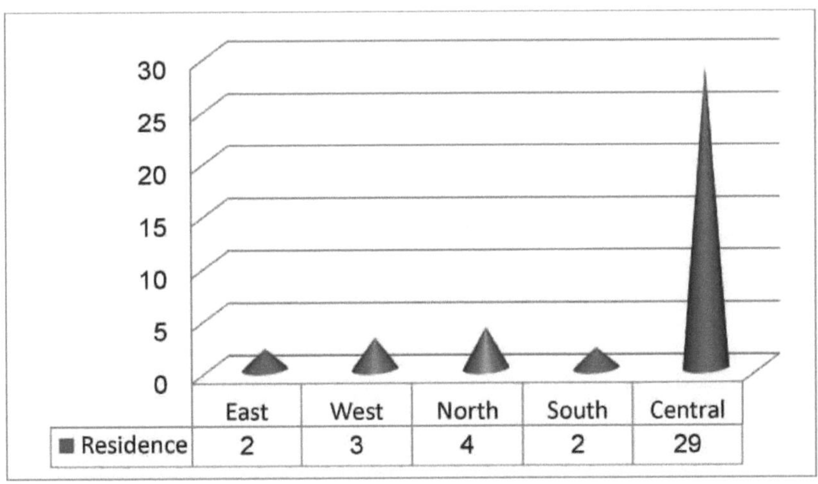

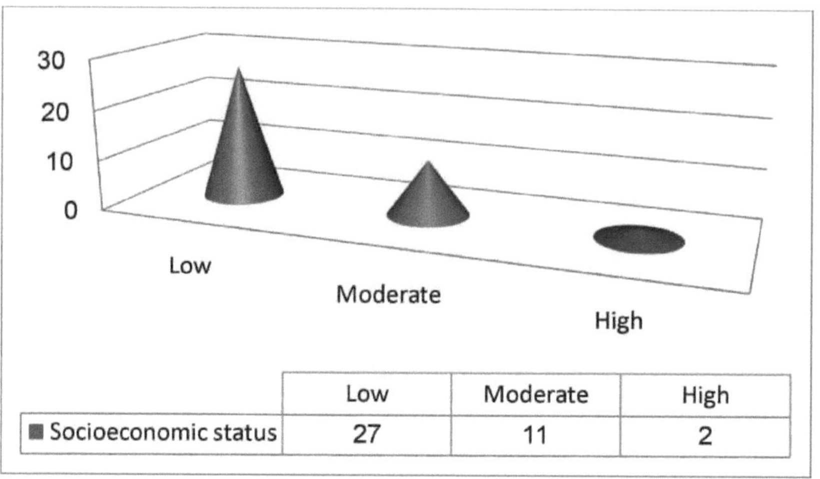

	Low	Moderate	High
■ Socioeconomic status	27	11	2

Table (1)   Avaliação inicial dos pacientes em cirurgia de extrofia vesical no centro pediátrico do Hospital Universitário de Ribat (n=40):

	Frequência	Percentagem
Humidade contínua desde o nascimento	40	100%
História familiar positiva	1	2.5%
Controlo rectal normal	39	97.5%
Dor num ou em ambos os lombos	1	2.5%
Episódio de doença febril	9	22.5%
Febril	4	10%
Marcha bamboleante	26	65%
Apenas a bexiga exposta	37	92.5%
A mucosa da bexiga apresenta um pólipo	19	47.5%
Hérnia da virilha	8	20%
Os testículos descem para o escroto	24(26)	92%
Deslocamento anterior do ânus	39	97.5%
Prolapso rectal presente	2	5%
Esfíncter rectal competente	38	95%
Rim direito ou esquerdo palpável	0	0%

Table (2) Complicações precoces após reconstrução primária na cirurgia de extrofia da bexiga no centro pediátrico do Hospital Universitário de Ribat (n=28):

		Complicação precoce após reconstrução primária				Tota l
		deiscência da ferida	infeção da ferida	prolapsos da bexiga e	outros s	
Procedimento operatório efectuado	reconstrução primária	3	4	1	14	22
	ambos	2	0	0	4	6
Total		5	4	1	18	28

Tabela (3) Continência após reconstrução primária na cirurgia de extrofia vesical no centro pediátrico do Hospital Universitário de Ribat (n=28):

		Continência após reconstrução primária		Total
		incontinência total	continência parcial	
Procedimento operatório efectuado	reconstrução primária	12	10	22
	ambos	6	0	6
Total		18	10	28

Tabela (4) Complicações tardias após a reconstrução primária - cirurgia de refluxo vesicoureteral na extrofia vesical no centro pediátrico do Hospital Universitário de Ribat (n=28):

		Complicação tardia após reconstrução primária - refluxo vesicoureteral		Total
		sim	Não	
Procedimento operatório efectuado	reconstrução primária	1	21	22
	ambos	1	5	6
Total		2	26	28

Table (5) Complicações tardias após reconstrução primária - hidronefrose direita ou esquerda na cirurgia de extrofia da bexiga no centro pediátrico do Hospital Universitário de Ribat (n=28):

		Complicação tardia após reconstrução primária - Hidronefrose direita ou esquerda	Total
		Não	
Procedimento operatório efectuado	reconstrução primária	22	22
	ambos	6	6
Total		28	28

Table (6)   Complicação tardia após reconstrução primária - cirurgia de extrofia vesical de pedra no centro pediátrico do Hospital Universitário de Ribat (n=28):

		Complicação tardia após reconstrução primária - pedra		Total
		sim	Não	
Procedimento operatório efectuado	reconstrução primária	11	11	22
	ambos	5	1	6
Total		16	12	28

Tabela (7) Complicação tardia após reconstrução primária - ITU recorrente na cirurgia de extrofia vesical no centro pediátrico do Hospital Universitário de Ribat (n=28):

		Complicação tardia após a reconstrução primária - ITU recorrente		Total
		sim	Não	
Procedimento operatório efectuado	reconstrução primária	14	8	22
	ambos	1	5	6
Total		15	13	28

Table (8)   Complicação tardia após reconstrução primária - função renal na cirurgia de extrofia da bexiga no centro pediátrico do Hospital Universitário de Ribat (n=28):

		Complicação tardia após reconstrução primária - função renal	Total
		sim	
Procedimento operatório efectuado	reconstrução primária	22	22
	ambos	6	6
Total		28	28

Table (9)   outras complicações da reconstrução primária na cirurgia da extrofia vesical no centro pediátrico do Hospital Universitário de Ribat (n=28):

Complicação tardia após reconstrução primária	Frequência	Percentagem
Aderência intestinal	1	3.5%
Impactação de pedra na abertura externa	1	3.5%
Abcesso perinefrético direito	1	3.5%
Deslizamento do stent ureteral	1	3.5%
Estenose uretral	1	3.5%
Fístula vesical	1	3.5%
Fístula vesical e pólipo vesical	1	3.55

Table (10) Complicações pós-operatórias precoces na cirurgia de extrofia da bexiga no centro pediátrico do Hospital Universitário de Ribat do grupo de desvio (n=14):

	Complicação pós-operatória precoce			Total
	fuga e convulsões	não	infeção da ferida após 9 dias de pós-operatório	
diversio uretro-rectal **n** anastomose **efectuada**	1	12	1	14
Total	1	12	1	14

Table (11) Continência na cirurgia de extrofia da bexiga no centro pediátrico do Hospital Universitário de Ribat do grupo de desvio (n=14):

		Continência após desvio		Total
		sempre seco	sempre húmido	
desvio efectuado	anastomose uretro-rectal	14	0	14
Total		14	0	14

Table (12)   esvaziar e defecar na cirurgia de extrofia da bexiga no centro pediátrico do Hospital Universitário de Ribat do grupo de desvio (n=14):

		Pode esvaziar e defecar separadamente		Total
		Sim	Não	
desvio efectuado	anastomose uretro-rectal	12	2	14
Total		12	2	14

Table (13)   Evidência clínica de ITU na cirurgia de extrofia da bexiga no centro pediátrico do Hospital Universitário de Ribat do grupo de desvio (n=14):

		Evidência clínica de acompanhamento tardio de ITU		Total
		Sim	Não	
desvio efectuado	Anastomose uretro-rectal	2	12	14
Total		2	12	14

Table (14)   Estenose ureteral no pós-operatório de IVU na cirurgia de extrofia da bexiga no centro pediátrico do Hospital Universitário de Ribat do grupo de desvio (n=4):

| | | Pós-desvio IVU - estenose ureteral | Total |
		Não	
desvio efectuado	Anastomose uretro-rectal	4	4
Total		4	4

Table (15)   Calibre ureteral IVU pós-operatório na cirurgia de extrofia vesical no centro pediátrico do Hospital Universitário de Ribat do grupo de desvio (n=4):

| | | UIV pós-desvio - calibre ureteral | | Total |
		Ambos normais	Ambos dilatados	
desvio efectuado	Anastomose uretro-rectal	3	1	4
Total		3	1	4

Table (16)   Sistema Calycseal em UIV no pós-operatório da cirurgia de extrofia da bexiga no centro pediátrico do Hospital Universitário de Ribat do grupo de desvio (n=4):

| | | IVU pós-desvio - sistema calicseal | | Total |
		Ambos normais	Ambos dilatados	
desvio efectuado	anastomose uretro-rectal	3	1	4
Total		3	1	4

Table (17)   Função renal na UIV no pós-operatório da cirurgia de extrofia da bexiga no centro pediátrico do Hospital Universitário de Ribat do grupo de desvio (n=4):

| | | UIV pós-desvio - função renal | Total |
		Ambos normais	
desvio efectuado	anastomose uretro-rectal	4	4
Total		4	4

Table (18)   Stone on IVU no pós-operatório da cirurgia de extrofia da bexiga no centro pediátrico do Hospital Universitário de Ribat do grupo de desvio (n=4):

| | | UIV pós-desvio - pedra | | Total |
		Renal	Nenhum	
desvio efectuado	anastomose uretro-rectal	1	3	4
Total		1	3	4

Table (19)   Hipercloremia na cirurgia de extrofia da bexiga no centro pediátrico do Hospital Universitário de Ribat do grupo de desvio (n=14):

| | | Hyperchloreami a | | Total |
		Não		
desvio efectuado	anastomose uretro-rectal	4		4
Total		4		4

Table (20)   outras complicações na cirurgia de extrofia da bexiga no centro pediátrico do Hospital Universitário de Ribat do grupo de desvio (n=14):

		Outras complicações			tação	Para tal
		Não	obstrução intestinal adesiva	pielonefrite	deslizamento do stent ureteral	
mergulho efectuado	Os anastomoses uretro-rectais são	11	1	1	1	14
Total		11	1	1	1	14

Table (21)   Complicações pós-operatórias precoces e tardias no grupo de reconstrução primária seguido prospectivamente na cirurgia de extrofia da bexiga no centro pediátrico do Hospital Universitário de Ribat (n=11):-

	Frequência	Percentagem
Deiscência da ferida	3(11)	27.3%
Infeção da ferida	2(11)	18.2%
Incontinência total	10(11)	90.9%
Refluxo vesico-ureteral	4(11)	36.4%
Hidronefrose direita ou esquerda	0(11)	0%
Pedra urinária	3(11)	27.3%
ITU recorrente	9(11)	81.8%
Função renal normal	11(11)	100%
\		
Estenose uretral	0(11)	0%
Deslizamento do stent ureteral	0(11)	0%
Fístula vesical	0(11)	0%

Table (22)   Complicações pós-operatórias precoces e tardias no grupo de desvio seguido prospectivamente na cirurgia de extrofia da bexiga no centro pediátrico do Hospital Universitário de Ribat (n=8):-

	Frequência	Percentagem
Infeção da ferida	3(8)	37.5%
Continência	8(8)	100%
Pode esvaziar e defecar separadamente	8(8)	100%
Evidência clínica de ITU	2(8)	25%
Dilatação de ambos os ureteres (IVU)	0(2)	0%
Sistema de calicreia dilatada (IVU)	0(2)	0%
Função renal normal (IVU)	2(2)	25%
Pedra (IVU)	0(2)	0%
Hipercloremia	0(2)	0%
Deslizamento do stent ureteral	2(8)	25%

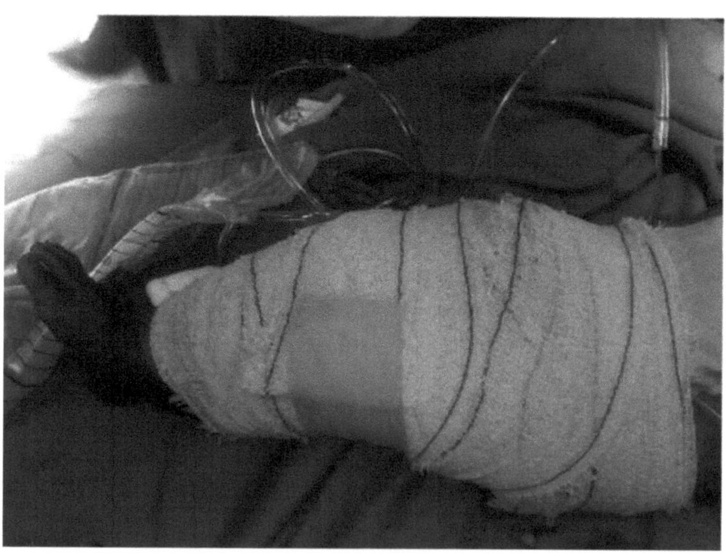

Foto (1) Envoltórios de múmia utilizados no pós-operatório em reconstrução primária:

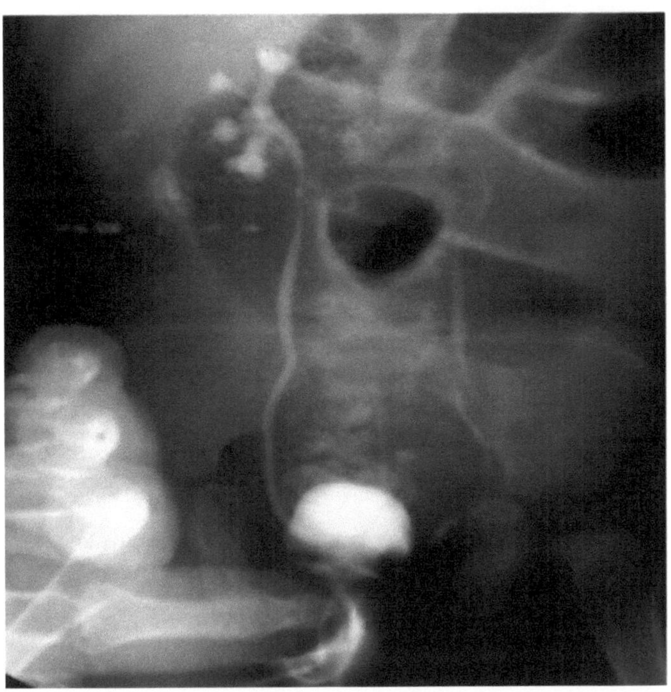

Foto (2) MCUG no pós-operatório de reconstrução primária mostra refluxo vesico-ureteral:

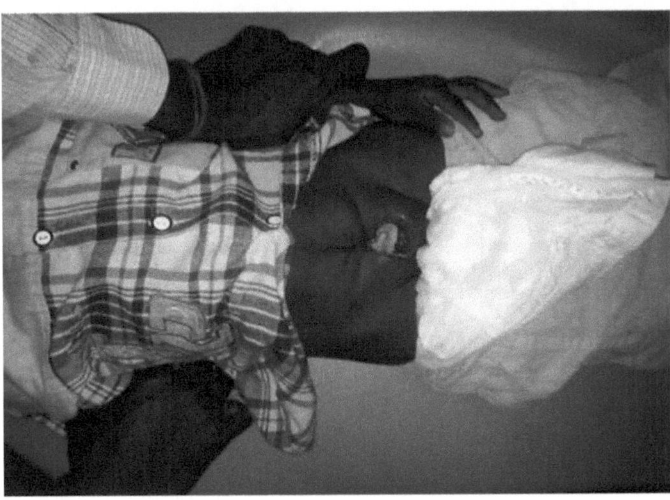

A fotografia (3) mostra a impactação de um cálculo no orifício externo num doente submetido a uma reconstrução primária de primeira fase:

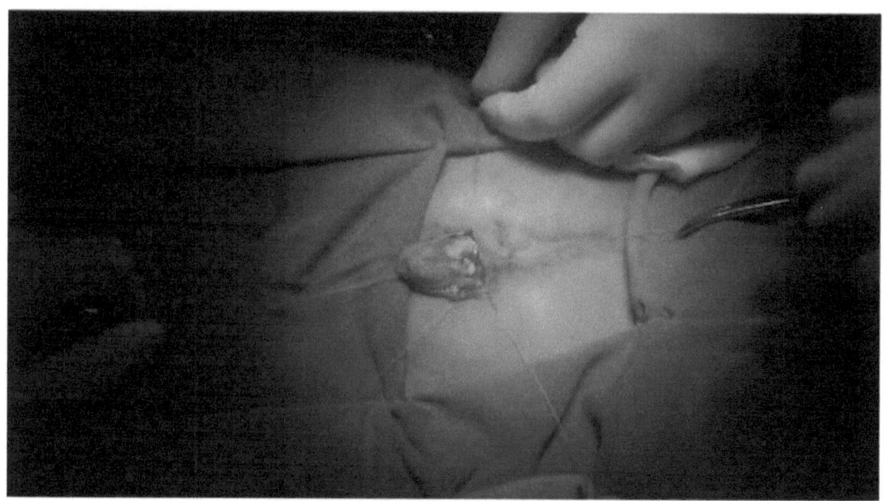

Foto (4) Mostra 3rd fase da reparação da extrofia do epispadius.

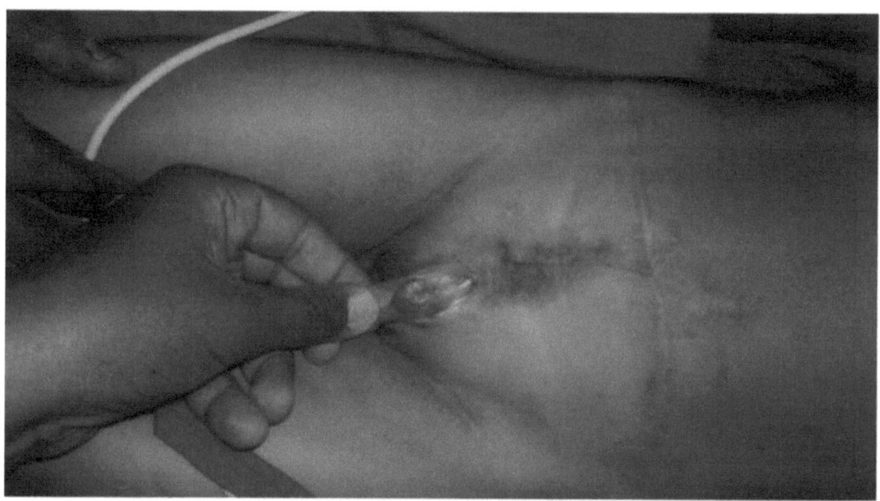

A fotografia (5) mostra que a doente foi submetida a um plano de desvio interno e cistectomia para reparação do epispadius devido à secura.

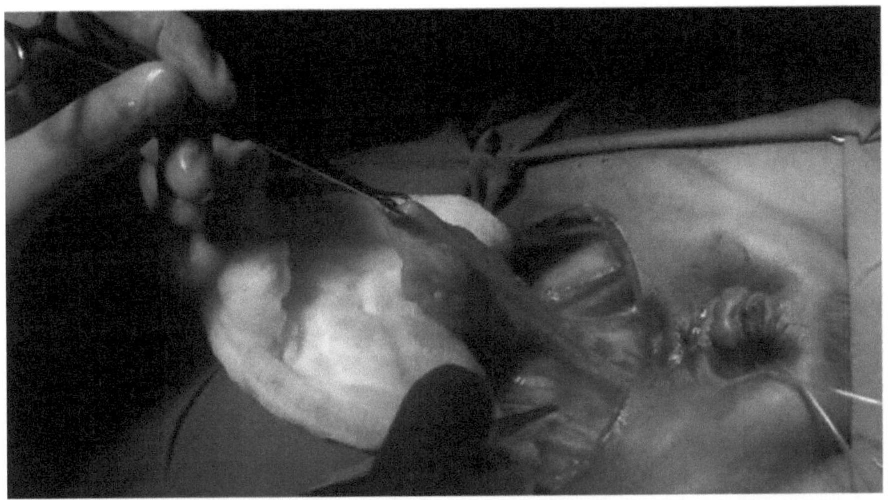

Foto (6) Mostra o local de desvio do ureter para o terço superior do reto (uretero reto).

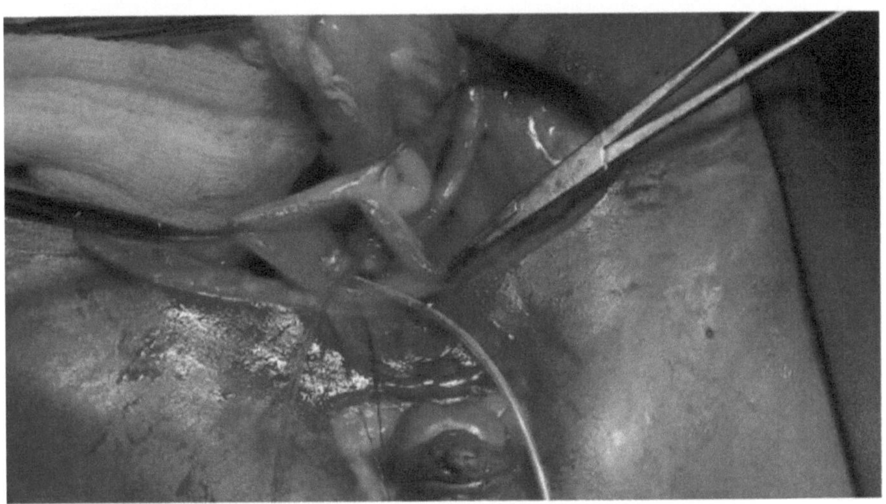

Foto (7) Mostra a implantação de dois ureteres no reto com tunelização e nipplingureterorectalanastomisis mostrada por dois tubos NG.

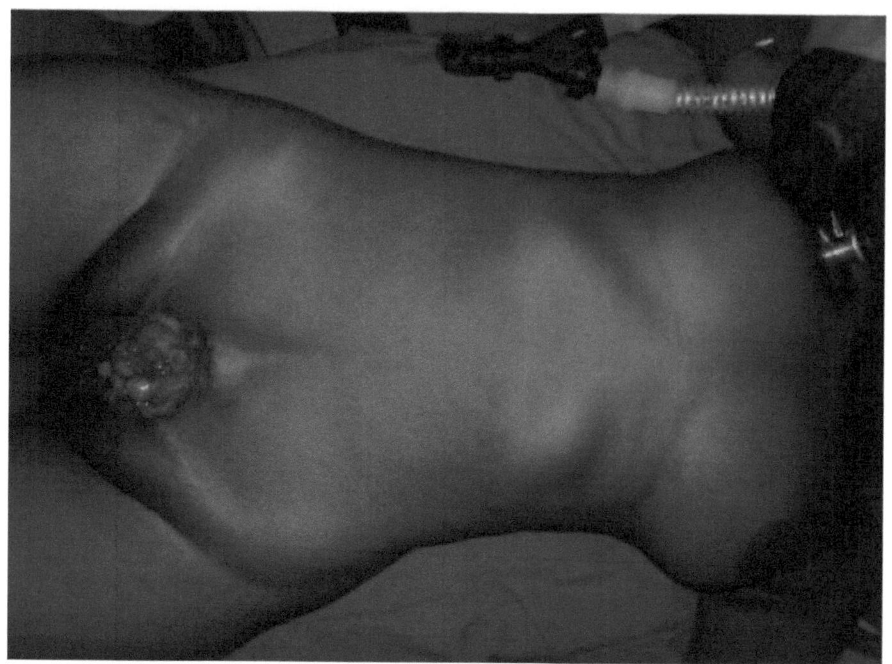

A fotografia (8) mostra uma senhora de 17 anos que chegou tardiamente com uma extrofia vesical polipoide e que foi posteriormente submetida a um desvio urinário interno.

Capítulo 4

DISCUSSÃO

Quarenta pacientes atendidos no centro de cirurgia pediátrica do Hospital Universitário de Ribat durante o período de janeiro de 2006 a junho de 2012, 37 pacientes foram submetidos a intervenção cirúrgica e 19 pacientes foram seguidos prospectivamente desde janeiro de 2010.

O rácio entre homens e mulheres foi de 3-2, com o pico de idade de apresentação no período neonatal e no primeiro ano, com 32,5% para cada grupo. Por outro lado, 60% deles são originários do Sudão central e 72,5% residem no Sudão central. E 67,5% têm um estatuto socioeconómico baixo.

Sessenta e dois por cento foram submetidos a reconstrução primária em comparação com 23% para Suliman et al 2002[45] enquanto 22% foram submetidos apenas a desvio desde o início em comparação com 77%. E 16% foram submetidos a uma primeira reconstrução primária, seguida de desvio, o que não foi mencionado nesse estudo.

Verificou-se que as complicações precoces nos primeiros 30 dias foram 13% de deiscência da ferida e 18,2% de infeção da ferida nos que foram submetidos a reconstrução primária, em comparação com os que foram seguidos prospectivamente, 27,3% e 18,2%, respetivamente. Nos que foram submetidos a ambos os procedimentos, a deiscência da ferida foi encontrada numa taxa de 33% e ninguém teve infeção da ferida, em comparação com 37,5% de infeção da ferida no grupo de desvio seguido prospectivamente, em comparação com Suliman et al, que não salienta esta complicação precoce. Outra complicação precoce encontrada foi um paciente com obstrução intestinal adesiva e outro com abscesso perinefrético em paciente submetido à reconstrução primária.

A continência da urina é um dos objectivos de todos os procedimentos. Neste caso, verificámos que 45,5% de continência em todos os doentes foram submetidos a reconstrução primária, 9,1% nos que foram seguidos prospectivamente, em comparação com 75% em Suliman et al, em comparação com 17% em Kramer et al[18] (2/3 de 103 doentes no seu estudo, em comparação com 45% em Adalen et al[33] . Mas no grupo de desvio verificámos que existe 100% de continência em todos os doentes e nos que foram seguidos prospectivamente, em comparação com 91% em Suliman et al e 83% em Kramer et al.

A recorrência de ITU é uma complicação pós-operatória conhecida: 63,6% nos que foram submetidos a reconstrução primária, 14,3% nos que foram submetidos a desvio e 16,7% nos que foram submetidos a ambos os procedimentos. Nos doentes seguidos prospectivamente, 81,8% têm

ITU no grupo de reconstrução primária e 25% no grupo de desvio. Em comparação com 45% dos doentes submetidos ao grupo de desvio em Suliman et al, 30% têm ITU crónica e dilatação do trato superior em Adalen et al 1980[4] e 14 dos 26 doentes (54%) em Spence[19] .

Pedras na bexiga em 50% nos que têm grupo de reconstrução primária e 83% nos que têm ambos os procedimentos, em comparação com 5 de doze doentes que têm pedras urinárias, quatro doentes têm pedras na bexiga e um tem pedras renais em Jamal S Kamal et al .[46]

É suficientemente bom constatar que a hidronefrose só ocorreu num doente que foi submetido a desvio, em comparação com 38% em Suliman et al e Sztaba&Karz, na Alemanha, que constataram que 9 dos 26 doentes tinham sido submetidos a desvio. Também Spence, em 1960, constatou que 13 dos 26 doentes apresentavam vários graus de deterioração do sistema coletor.

Outra complicação rara encontrada é o facto de um doente ter estenose uretral, fístula vesical e pielonefrite, em comparação com Jamal S Kamal et al. que encontraram 4 de 12 fístulas e 3 de estenose uretral.

Não há evidência clínica ou bioquímica de hipercloremia, encontrada naqueles que têm este teste em apenas 2 pacientes por causa da baixa implantação do ureter no reto, que tem pequeno espaço para reabsorção de cloreto, também o clima quente leva a excreção de cloreto com transpiração excessiva.

A cateterização intermitente limpa combinada com o aumento da bexiga e a criação de um estoma continente representa um procedimento de salvamento viável para doentes com extrofia cuidadosamente selecionados com alterações persistentes do trato urinário superior, pequena capacidade vesical e incontinência urinária[47] . Este procedimento é difícil de aplicar na nossa população devido ao cateter específico que é dispendioso para eles, 67,5% da população em estudo de estado socioeconómico baixo, pelo que sugerimos o desvio para reconstrução primária complicada ou para aqueles que se apresentaram tardiamente, o que é muito bom para a nossa população sob a forma de satisfação do nosso doente com a secura pós-operatória (100%), o doente pode esvaziar e defecar separadamente (85.7%) usando o esfíncter natural que pode diferenciar entre ar, fluido e fezes duras e também nenhuma evidência clínica ou bioquímica de hipercloremia, mas é necessário um longo acompanhamento para a evidência de malignidade (colorrectal).

A reconstrução faseada moderna da extrofia da bexiga consiste no encerramento primário da bexiga na infância, na reparação da epispádia entre os 6 e os 12 meses de idade e na reconstrução do colo vesical por volta dos 5 anos de idade, quando a criança manifesta o desejo de estar seca e a capacidade da bexiga é superior a 80 ml[48] . Fazemos esta reconstrução faseada na nossa população em estudo porque a maioria deles (65%) tinha menos de um ano de idade e para evitar complicações de uma reconstrução numa só fase (MITCHELL).

Conclusão

Nos pacientes que apresentaram extrofia da bexiga no Centro de Cirurgia Pediátrica do Hospital Universitário de Ribat no período de janeiro de 2006 a junho de 2012, concluímos o seguinte

1.   Sessenta por cento dos doentes deste estudo são originários do centro do Sudão, devido à possibilidade de distribuição de cuidados de saúde cirúrgicos na periferia do Sudão, 72,5% também residem no centro do Sudão e 67,5% deles têm um estatuto socioeconómico baixo.

2.   Sessenta e dois por cento dos doentes deste estudo foram submetidos a reconstrução primária, 22% a desvio e 16% a reconstrução primária seguida de desvio, o que é elevado em comparação com o estudo local efectuado em 2002, devido à apresentação precoce e à residência predominante dos doentes a nível central.

3.   As complicações precoces encontradas foram 13% de deiscência da ferida e 18,2% de infeção da ferida em todos os doentes submetidos a reconstrução primária. Nos doentes seguidos prospectivamente, 27,3% e 18,2%, respetivamente. Outras complicações raras encontradas neste estudo são o intestino aderente e o abcesso perinefrético.

4.   As complicações tardias revelaram que as ITU recorrentes representaram 63,6% na reconstrução primária e 14,3% no grupo de desvio. No grupo seguido prospectivamente, foram encontradas 81,8% e 25%, respetivamente. A presença de cálculos foi de 50% na reconstrução primária e 83% no grupo submetido a ambos os procedimentos. Apenas um paciente apresentou estenose uretral, fístula vesical e pielonefrite. Não se registou hidronefrose e hipercloremia por não ter sido feito controlo de rotina no pós-operatório.

5.   O desvio é a melhor opção cirúrgica, sendo que a continência é atingida em 100% no grupo do desvio, em comparação com 45% na reconstrução primária, e 9,1% dos que fizeram a reconstrução primária foram seguidos prospectivamente, o que é bom para a qualidade de vida do povo sudanês, sob a forma de secura e perda de maus odores.

Recomendação

1.   Educação dos prestadores de cuidados de saúde ao nível dos cuidados de saúde primários e das parteiras sobre o defeito na parede abdominal inferior com alteração da anatomia do falo com humidade e dizer-lhes para se apresentarem imediatamente ao cirurgião.

2.   A reconstrução primária é recomendada numa apresentação precoce para lhes dar uma oportunidade e um desvio para os que estão afastados dos cuidados de saúde.

3.   Sensibilizar os médicos para estas anomalias congénitas tratáveis para evitar complicações de desvio e complicações de operação em reconstrução primária apresentada tardiamente, enviando os doentes logo no período neonatal para um centro mais especializado.

4.   É necessário um acompanhamento prolongado para os doentes submetidos a desvio por evidência de refluxo vesico-ureteral, hipercloramia e malignidade.

Referência

1. Ellis H. O trato urinário In: Clinical Anatomy, 8th ed.London:Blackwell Scientific publication;1990.P110-131.

2. CooksonMS,GilbertWB.Smith JA.Urologia.In:Submissions Textbook of Surgery,16th ed.Pennsylvania:W.B Saunders Company;2001.P.1662-65.

3. Sadler TW.Urogental System. IN:Langmans Medical Emrylogy,8th edPennsylvaia:Lippincott Williams andWilkins:200.P.304-44.

4. Moore KL, Persaud TV. The urogenital system .IN: Developing Human: Clinical Oriented Embryology, 6th ed.Pennsylvaia:WB Saunders Company;1998.P.303-47.

5. GanongWF.Renal function and micturition.In Review of Medical Physiology.20th ed , New york .McGraw Hill Companies,2000.P675-703.

6. Guyton AC,HallJH.Micturition diuretic and kidney disease In: Textbook of medical physiology,10th ed. Pennsylvania: WB SaundersCompany; 200.P.364-79.

7. Tanggho EA. Distúrbios da bexiga, próstata e vesícula seminal In: Smith Urology , 14th ed. Califórnia: Lange Medical publication 2000.P.642-54.

8. Johnston JH.As anomalias estróficas. In: Neonatal Surgery,1st ed. London Butter worth's ;1969.P.598-609.

9. Epidemiologia da extrofia vesical e do epispadius: sistemas de monitorização de defeitos.Teratogia .1987;36(2)221-227.

10. James LM, Erickson JD e McClearn AB: Prevalência de malformações congénitas.

Divisão de Defeitos de Nascimento e Deficiências de Desenvolvimento. Atlanta, Geórgia: Centro Nacional de Saúde Ambiental, Centros de Controlo e Prevenção de Doenças, 2000.

11. Williams DI Epispadius e extrofia: In: Peadiatric Urology 1st ed.London :Butter Worth's; 1969.P.295-309.

12. GearhardJP,JeffsRD.The John's Hopkins exstrophydatabase.Division of paediatric urology Marburg,600 north wolf street Baltimore ,MD 21287- 2103.Webmaster urology@www.med.jhu.edu.

13. Elder JS Anomalias da bexiga: Copyright: 2000.P.1638-39.

14. Churchill BM, MerfuerianPA ,Hassmann DA, Khoury AE Mcloric GA. Cirurgia para extrofia da vesícula, epispadaius e alongamento genital In: Current operative urology . Philadelphia: JB Lippincott Co; 1992.P. 168172.

15.   Powsang JM, spyropoulos E, HelalM,Lockhart J. bladder replacement and urinary diversion after radical cystectomy .http://www.moffitt.usf.edu./pubs/ccj/V3N6/a4.html.

16.   Eckstien HB. Urinary diversion, In: pediatric urology, 1st ed London: butter worth's; 1969.P.388-379.

17.   Carroll PR. Diversão urinária e substituição da bexiga: Smith's Urology, 14ª ed., Califórnia: 2000. Califórnia: 2000.P.448-461.

18.   McDougal WS .Complicação metabólica do desvio intestinal urinário WS .Complicação metabólica do desvio intestinal urinário .J Urolo1992; 147: 1199-11208.

19.   KramarSA .Over view : ExstrophyanfEpispadius .In: Currrent Operative Urology. Philadilphia ;JB Lippincott Co.1992;172-176.

20.   Spence HM .Ureterosigmoidostomia para bexiga; resultado de uma série pessoal de casos.Br J Urolo1966; 38(1)36.

21.   TacciuoliA,LaurentiC,Racheli T .Dezasseis anos de experiência com o procedimento Hietz Boyer -Hovelacque para a extrofia da bexiga.Br J Uro,1977 49:385-390.

22.   GregoirW,SchulamanCC.Bladderexstrophy   ;tratamento   por   trigonosigmoidostomia: Resultados a longo prazo. Br.Uro1978; 50-9094.

23.   SikoraJ,Lehner M ,Rickam PP .Resultado a longo prazo da ureterosigmoidostomia para ectopiavesica .Prog. Cirurgia Pediátrica.1977.10:225 232.

24.   GoodwiWE,Scardiono PT .Ureterosigmoidostomia .J Urol 1977; 118(IP+2):169-74.

25.   Sztaba R, KarczJ ,Late result of ureterosigmoidostomy in treating of the bladder. Zentralblchir 1979. 104(21):1429-1433.

26.   Johnston JH.The genital aspect of exstrophy.J Uro1975;113(5):701-705.

27.   Hendron WH. Conduta de cólon sem refluxo para desvio urinário temporário ou permanente em crianças. JPaediatric Surgery .1975;10(3):381-98.

28.   Segura JW KelalisPP .Long term result of ureterosigmoidostomy in children with bladder exstrophy. J Urol 1975;114(4):138-140.

29.   GendronJ ,MelinY,Vasquez MP, Transformation of an external diversion of urine to an internal diversion,Chir pediatric 1980;21(4)293-95.

30.   BalseM,Renier JC, Robel A,KerjeanJ.Osteomalacia following ureterosigmoidosmies.Sem Hop 1980; 56(5-6):238-44.

31. Williams DI,Keeton JE. Progressos adicionais na reconstrução da bexiga exstrofiada.Br J Surg1973;60(3):203-207.

32. DemariaJE,AltonDJ,Krueger RP, Jeffs RD, Hardy BE,Churchill BM . Função renal em doentes continentes após encerramento cirúrgico da extrofia da bexiga. J Urol1980; 124(1):85-88.

33. AedalenRJ,O'phelanEH,ChisholmTC,McParlandFA,SweeterTH.Exstrofia da bexiga: resultado a longo prazo da osteotomia ilíaca bilateral e reparação anatómica em duas fases. ClinOrthop J1980;151:193-200.

34. Turner WR,Ransley PG, Williams DI .Patterns of renal damage in the management of vesical exstrophy.J Urol1980;124(3):412-416.

35. Charron J, Delsile R. Carcinoma do sigmoide: Axomplicação da ureterossigmoidostomia.CanJof Surgery1982;25(3):253-57.

36. NeilsenK.NielsenKK.Adenocrcinoma na extrofia da bexiga, o último caso na Escandinávia? Relato de um caso e revisão da literatura. J Urol1983;130(6):1180-82.

37. SmeuldersN,Woodhouse CR. Neoplasia em pacientes adultos com extrofia.BJU in:2001;623-28.

38. ArapS,Giron Am AbraoEG,MitreAI,MoneresdegoesG.Condutas colónicas sem refluxo; Eficiência e complicações da anastomose ureterocolónica.EurUrol 1982;8:196-200.

39. MollardP.Reconstrução da bexiga na extrofia.J Urol1980;124:525-29.

40. MesrobianHJ,KelalisP.Kramar SA. Acompanhamento a longo prazo de 103 doentes com extrofia da bexiga.J Urol1988;139:719-22.

41. LeporH,Jeffs RD. Encerramento primário da bexiga e reconstrução do colo da bexiga na extrofia vesical clássica.J Urol197;1142-45.

42. Oesterling JH, Jeffs RD. A importância do encerramento bem sucedido da rxstrofia vesical inicial no tratamento cirúrgico da extrofia vesical clássica: análise de doentes tratados no Johns Hopkins Hospital entre 1975-1985; J Urol 1987; 258-62.

43. Stein R,FischM,BlackP,HohenfellerR.Reconstrução do estrófago após tratamento primário mal sucedido ou insatisfatório em doentes com extrofia vesical ou epispádio de incontinência.J Urol1999;161(6):193-41.

44. HassmannDA,McLoricGA,ChurchillBM.Comparação da função renal nos doentes com extrofia tratados com reconstrução faseada versus desvio urinário.In:Current operative urology.Philadelphia : JB Lippincott CO;1992.P.163-67.

45.   Drsuliman HA sua própria tese submetida para cumprimento parcial do requisito de MD clínico em cirurgia 2002 tomada com a sua autorização.

46.   Jamal S Kamal 2009 (king abdulaziz university hospital Jeddah Sudia Arabia JKAU: Med. Sci., Vol. 16 No. 1, pp: 29-38 (2009 A.D. / 1430 A.H.)

47.   . Gearhart JP, Jeffs RD. Augmentation cystoplasty in the failed exstrophy reconstruction. J Urol. 1988;139(4):790-793

48.   Baird AD, Nelson CP, Gearhart JP. Reparação moderna por fases da extrofia da bexiga: uma série contemporânea. J PediatrUrol Aug 2007;3(4):311e5

Conselho de Especialização Médica do Sudão

(S.M.S.B)

Conselho de Cirurgia Geral

Questionário

Clínico e cirúrgico

Aspectos da extrofia da bexigaNo Hospital Universitário de Alribat -
Serviço de Cirurgia Pediátrica

Jan. 2006 - Jun. 2009

(A)Dados pessoais-

1- Número de série ....

2- Nome ....

3- sexohomem   mulher

4- idade na admissão inicial ....

5- Origem ....

6- Residência ....

7- estatuto socioeconómico baixo moderado elevado

(B) Avaliação inicial

8- Data de admissão...

9- humidade contínua desde o nascimentoSim   Não

10- Nasceu com uma anomalia no abdómen inferiorSim Não

11- Outros cong. Anomalias   presentesSimNão

12- antecedentes familiares   positivosSimNão

13- Controlo rectal   normalSimNão

14- Dor num ou em ambos os   lombosSimNão

15- Episódio de doença febrilSim   Não

16- Estado geral na admissão Bom Muito mau

17- FebrieSim   Não

18- Peso corporal (kg)..

19- Marcha arrastadaSim   Não

20-   Apenas a bexiga   expostaSimNão

21-   Bexiga e intestino   expostosSimNão

22-   Epispádia   totalSimNão

23-   A mucosa da bexiga apresenta hemorragiaInflamação   . Granuloma

24-   O modelo da bexiga mostra uma contração fibrosada normal

25-   Umbigo Normal Baixo definido Ausente

26-   Hérnia   umbilicalSimNão

27-   Hérnia da   virilhaSimNão

28-   O escroto Normalpequeno   e plano

OU Lábios Normalmente   separados

29-   Ambos os testículos descem para o escrotoSimNão   /______/

Se (Não)   Rt |_| Lt |_|

30-   Deslocamento anterior do   ânusSim   Não   /______/

31-   Prolapso rectal presenteSim   Não

32-   Esfíncter rectal competenteSim   Não

33-   Lombo direito ou lombo   tenroSim   Não

34-Rim direito ou esquerdo   palpávelSimNão

<u>(C)Avaliação pré-operatória</u>

35-   Ureia e   electrólitosNormalAlto

36-   Ecografia abdominal

37-   Urografia intravenosa Normal em ambos os rinsSim   Não

DHated um ou ambos os ureteres   SimNão

      RtorLtridronefroseSimNão

Ramo amplamente   separadoSimNão

<u>(D) Gestão inicial</u>

38-   Procedimento operatório   efectuadoReconstrução primária

Desvio

39-   A operação de reconstrução   efectuadaFecho da bexiga   apenas

64

Fecho da bexiga +BNR

Reconstrução total

Fecho da bexiga + reparação da epiapadia

40- Osteotomia pélvica efectuadaSim   Não

41-Antbiótico profilático utilizadoSim   Não

42-   Material de sutura utilizado Catgut_/____________/Vicryl

Prolene_/____/Nylone

43-   Dreno e cateter   utilizadosCateter vesical suprapúbico

Stent ureteral

Drenagem de feridas Outros

44-Recuperação suave da anestesiaSim   Não

45- Complicação precoce após a reconstrução primária a.Deiscência da ferida b.Infeção da ferida

c. prolapso da bexiga d.Outros. ....

46-Continência após reconstrução primária

a.   Totalmente continente b.incontinência total c.continência parcial

47-A bexiga atingiu uma capacidade adequadaSim   Não

48-   Complicação tardia após reconstrução primária

a.Refluxo vesicureteralSim   Não

b.   Hidronefrose direita ou esquerdaSimNão

c.Pedra Renal Ureteral Vesical Nenhum

d.ITU recorrenteSim   Não

e.Função renal ambas normais ambas afectadas uma afetada f.Outras complicações. ...

49-   Se o desvio for efectuado por uma   anstomose uretro-rectal

b.   Uretrosigmoidostomia

c.   Outros

50-   Preparação   intestinalMecânico IAntibiótico Outros

51- Antibiótico profilácticoSim   Não Estado...

52- Posição do implante ureteral   AnteriorPosterior

53-	Método de anastomose utilizado ....

54-Tubos e drenos utilizados - Tubo rectal Dreno da ferida Outro

55-Complicação pós-operatória precoce...

56-Continência após desvio

-Sempre seco-Sempre	húmido-Só h	úmido à noite

57- Pode esvaziar e defecar	separadamenteSimNão

58-Evidência clínica de acompanhamento tardio de ITUSim	Não

59-	Resultado da UIV após o desvio :-

a. Estenose ureteralSim	Não

b.Calibre ureteral Ambos normais Ambos dilatados Um dilatado

c.Sistema calicinal Ambos normais Ambos dilatados Um dilatado

d.RenaifunçãoAmbas normaisAmbas	deficientesUma	deficitária

e. Pedra renal ureteral Nenhuma

60-	Outras complicações. ....

61-	readmissão subsequente /causas /gestão..

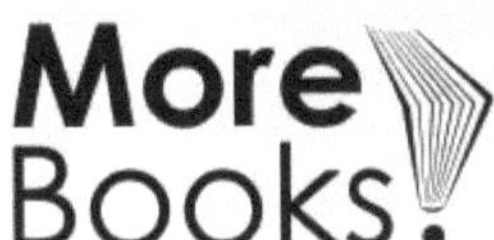

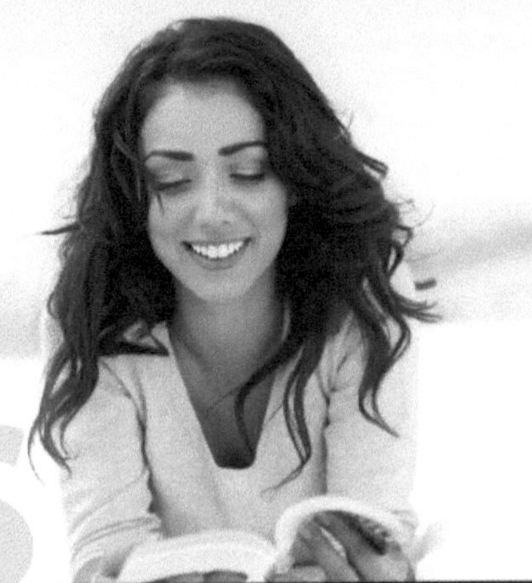

yes
I want morebooks!

Buy your books fast and straightforward online - at one of world's fastest growing online book stores! Environmentally sound due to Print-on-Demand technologies.

Buy your books online at
www.morebooks.shop

Compre os seus livros mais rápido e diretamente na internet, em uma das livrarias on-line com o maior crescimento no mundo! Produção que protege o meio ambiente através das tecnologias de impressão sob demanda.

Compre os seus livros on-line em
www.morebooks.shop

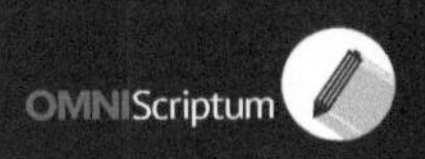

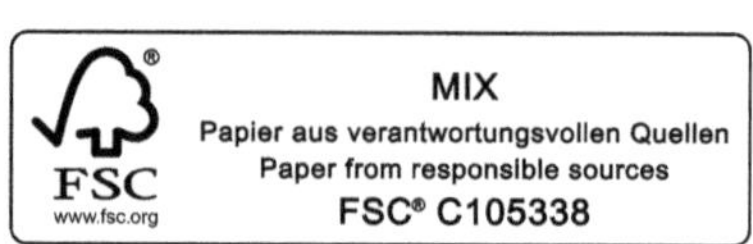

Printed by Books on Demand GmbH, Norderstedt / Germany